Ernst Bühler (Hrsg.)

Überleitungsmanagement und Integrierte Versorgung

Brücke zwischen Krankenhaus und
nachstationärer Versorgung

2., überarbeitete und erweiterte Auflage

Verlag W. Kohlhammer

Übersicht Piktogramme

i   Information

§   Gesetzestext

Achtung

Merke

Beispiel

Definition

2., überarbeitete und erweiterte Auflage 2013

Alle Rechte vorbehalten
© 2006/2013 W. Kohlhammer GmbH Stuttgart
Umschlag: Gestaltungskonzept Peter Horlacher
Gesamtherstellung:
W. Kohlhammer Druckerei GmbH + Co. KG, Stuttgart
Printed in Germany

ISBN 978-3-17-021879-6

Inhalt

Vorwort

Das deutsche Gesundheitssystem befindet sich mitten im Umbruch. Noch nie gab es so viele strukturelle Veränderungen wie in der letzten Zeit. Es entsteht jetzt eine völlig neue Versorgungslandschaft. Dabei haben die Gesundheitsreformen der vergangenen Jahre gezielt auf eine Veränderung der Angebotsstrukturen in der ärztlichen Versorgung hingearbeitet. Die kollektivvertragliche Regelversorgung bekommt zunehmend Konkurrenz durch Einzel- und Gruppenverträge. Einzelpraxen werden zum Auslaufmodell. Es entstehen neue Netzwerke, die den Menschen eine reibungslose und ineinandergreifende Versorgung mit hoher Versorgungssicherheit bieten. Als Beispiel dafür dient die Palliativversorgung in Deutschland. Mit Einführung der spezialisierten ambulanten Palliativversorgung (SAPV) wurde ein gesetzlicher Rahmen zur Umsetzung einer integrierten Versorgung für eine eng umschriebene Patientengruppe geschaffen und mit finanziellen Ressourcen ausgestattet. In solchen Netzwerken liegt die Zukunft der medizinischen Versorgung.

In einer Gesellschaft des längeren Lebens, in der chronische Krankheiten und Multimorbidität zunehmen, werden Zusammenarbeit und Koordination der Leistungen immer wichtiger. Man hätte erwartet, dass sich Modellprojekte zur integrierten Versorgung zuerst in der Geriatrie oder aus der Geriatrie her entwickeln würden. Dem war aber nicht so. Cicely Saunders, die Begründerin der Palliativbewegung in England, hat die Gründe klar erkannt. »Ich habe mich bewusst der Versorgung von Tumorpatienten gewidmet. Ich wusste, dass es mir nicht gelingt, die Misere in der Versorgung unserer alten Mitbürger aufzugreifen. Das Problem ist mir zu groß gewesen« (Steuer 2008, S. 9). Eine umfassende, flächendeckende Verbesserung der Versorgung alter Menschen muss an der Komplexität der Aufgabe und den Eigeninteressen der Akteure zum gegenwärtigen Zeitpunkt scheitern.

Wir haben deshalb in der neuen Auflage den Modellcharakter der SAPV aufgegriffen. Es gilt nun, die Ansätze der neuen Versorgungsmodelle, die überall in Deutschland entsprechend der lokalen Unterschiede etwas anders ausgestaltet sind, weiter zu entwickeln. Um Schnittstellen in der Versorgung zu überwinden, brauchen wir eine verstärkte Entwicklung hin zu umfassenderen Verträgen zur integrierten Versorgung der großen Volkskrankheiten und von multimorbiden Patienten. Wie Studien (Barnett 2012) zeigen, nimmt die Multimorbidität nicht nur im Alter zu, sondern auch in jüngeren Jahren. Betrachtet man die Absolutzahlen, dann gibt es mehr multimorbide Menschen unter als über 65 Jahren. Indikationsbezogene Verträge müssen deshalb breiter angelegt sein. Es ist zu erwarten, dass in den nächsten Jahren weitere Bewegung in die Versorgungsstrukturen kommen wird.

Literatur

Barnett, K., Mercer, S. W., Norbury, M., Watt, G., Wyke, S. & Guthrie, B. (2012). Epidemiology of multimorbidity and implications for health care, research, and medical education: a cross-sectional study. In: The Lancet, DOI:10.1016/S0140-6736(12)60240-2.

Steuer, J. (Hrsg.) (2008). Palliative Care in Pflegeheimen: Wissen und Handeln für Altenpflegekräfte. Hannover: Schlütersche.

1 Durch Kooperation fit für die Zukunft

Ernst Bühler

1.1 Allgemeine Vorbemerkungen

Das Gesundheitssystem in Deutschland befindet sich in einem tiefgreifenden Umbruch. Die ambulante sowie die stationäre Versorgung sollen grundlegend neu geordnet und die Stellung der Hausärzte gestärkt werden. Politik und gesetzliche Krankenkassen streben unter dem Diktat der leeren Kassen eine *bessere Vernetzung* der ambulanten und stationären Versorgung an. Die Ziele sind unter anderem: Doppeluntersuchungen vermeiden, regionale ärztliche Überversorgung abbauen und Kosten reduzieren. Unter dem Druck der Wirtschafts- und Finanzpolitiker nehmen Gesundheits- und Sozialpolitiker auf Partikularinteressen kaum mehr Rücksicht. Alle Parteien stehen vor demselben Problem. Das Wirtschaftswachstum in Deutschland wird in den nächsten Jahren zwischen 0 und 3 % pendeln. Die finanziellen Ressourcen reichen somit nicht aus, die jetzigen ambulanten und stationären Strukturen mit dem erforderlichen Geld auszustatten. Die bisherigen Maßnahmen in der Gesundheitspolitik, vorneweg die zunehmende Selbstbeteiligung, können das System nicht auf Dauer stabilisieren. Es ist zu befürchten, dass statt einer Trendwende eher das Gegenteil eintritt. Dass die medizinische Versorgung eher schlechter und teurer als besser und günstiger wird. Nach Kondratieff (2000) ist der Wirtschaftsmotor Nummer eins in der jetzigen Dekade die Gesundheit. Mit planwirtschaftlichen Maßnahmen wird der »startende Motor« aber nicht zum Laufen gebracht. Überbordende bürokratische Maßnahmen im Gesundheitssystem und in der Altenhilfe führen zu einem unnötigen Ressourcenverbrauch und unzufriedenen »Kunden«. Patienten werden sich bei steigender Selbstbeteiligung überlegen, ob sie den Hausarzt oder den Facharzt aufsuchen, wenn sie aus der eigenen Tasche dafür aufkommen müssen. Auch bei den Privatversicherungen wird angesichts kontinuierlich steigender Beiträge die *Tendenz zu höherer Selbstbeteiligung* steigen und damit die Zurückhaltung bei der Inanspruchnahme medizinischer Leistungen. Auch von unternehmerischer Seite stehen Ärzte und hier insbesondere die Fachärzte unter zunehmendem Druck. Bei stagnierenden Erlösen nehmen die Kosten und Investitionsvolumina gravierend zu. Die Betriebskosten zehren einen großen Teil des Umsatzes auf. Nicht anders ergeht es den Kliniken. Angesichts dieser Tendenzen stellt sich die Frage, ob durch Kooperationen Synergieeffekte erzielt und damit der wirtschaftliche Erfolg gesichert werden kann.

Kooperationsformen Welche Kooperationsformen sind möglich? Nicht-fachübergreifende Gemeinschaftspraxen werden auf Dauer voraussichtlich keinen Bestand haben: Die Kosten sinken nicht im notwendigen Umfang. Ebenso sind Praxisnetze kritisch zu betrachten. Sie drücken zwar die Ausgaben der Krankenkassen, führen aber selten zu den nötigen Kostenreduzierungen für die Praxisinhaber. Deshalb sind effizientere und finanzkräftigere Kooperations- und Gesellschaftsformen notwendig. Falls die Hausärzte in Zukunft die *Gatekeeper-Funktion* im ambulanten Sektor bekommen sollten, wird sich der *Trend zu Praxiskooperationen aber auch zu Kooperationen mit anderen Berufsgruppen* zwangsläufig verstärken. Der Hausarzt kann und muss nicht alle Aufgaben der medizinischen, pflegerischen (Behandlungspflege z. B. Verbandswechsel, Katheterwechsel etc.) und sozialen Versorgung selbst übernehmen. Er muss sich vom »Alleinunterhalter« zum »Dirigenten« weiter entwickeln. Verschiedene Kooperationsformen in Deutschland zeigen, dass Effizienz, wirtschaftliche Zukunftsfähigkeit und Arbeitszufriedenheit möglich sind. Polikliniken sind bereits jetzt erheblich kostengünstiger zu betreiben als Einzel- oder Gemeinschaftspraxen. Deshalb wurden in den vergangenen Jahren zahlreiche medizinische Versorgungszentren, Praxiskliniken, Kompetenz- und Facharztzentren eröffnet. Die Zusammenarbeit über die bisher getrennten ambulanten und stationären medizinischen Sektoren hinweg wird zunehmen. Dieser Trend wurde durch die Einführung der DRGs noch verstärkt. Die Frage ist, ob die Kliniken in Zukunft den niedergelassenen Ärzten als Konkurrenten gegenüberstehen werden und sich selbst stärker im ambulanten Sektor engagieren oder ob sich zwischen beiden Kooperationsformen entwickeln. Die niedergelassenen Ärzte haben prinzipiell keine schlechte Verhandlungsposition. Einerseits haben sie als Einweiser für die Kliniken eine gewisse Marktmacht, andererseits stehen die Klinikambulanzen bei Kassen- wie Privatpatienten in keinem guten Ruf. In der Regel ist es so, dass Patienten am liebsten zum Hausarzt oder gleich zu einem Facharzt gehen. Klinikambulanzen werden lediglich im Notfall aufgesucht. Die Klinikambulanzen müssen in Hinblick auf Kundenfreundlichkeit noch erheblich dazulernen. Bei Wartezeiten von teilweise mehreren Stunden (Berichte von Patienten aus dem Mittleren Neckarraum) muss sich an der Einstellung der Kliniken noch viel ändern.

Partikularinteressen dominieren Auf dem Weg zu einer engeren Zusammenarbeit der einzelnen Sektoren gibt es noch viele Hindernisse. Besonders gravierend ist die *mangelnde Bereitschaft* vieler Ärzte zur Teamarbeit. Wie aus einzelnen Praxisnetzen berichtet wird (Netzwerkertreffen auf der Messe Medizin 2009 in Stuttgart), steigen niedergelassene Ärzte zwar in Kooperationsformen ein, die Partikularinteressen dominieren aber weiterhin. Solange die Einzelpraxis Maßstab für die Honorare im Kassenarztsystem bleibt und die Standesvertretungen dem Qualitätswettbewerb keine höhere Priorität einräumen, bleibt die Motivation zur Kooperation größeren Maßstabs eher gering. Wichtig ist: Die aufgezeigte Entwicklung ist nicht mehr aufzuhalten. Die Kooperation in Fachärztezentren und die *Bildung interdisziplinärer Teams* ist in vollem Gang, was in den folgenden Kapiteln am Beispiel der SAPV deutlich wird. Der Prozess wird schneller ablaufen, als viele meinen. Ob die Ärzte die Entwicklung selbst mitbestimmen oder gezwungen werden, wird davon abhängen, ob sie sich informieren, positionieren – und damit auch mitbestimmen können.

1.2 Organisationsgrade im Gesundheitssystem

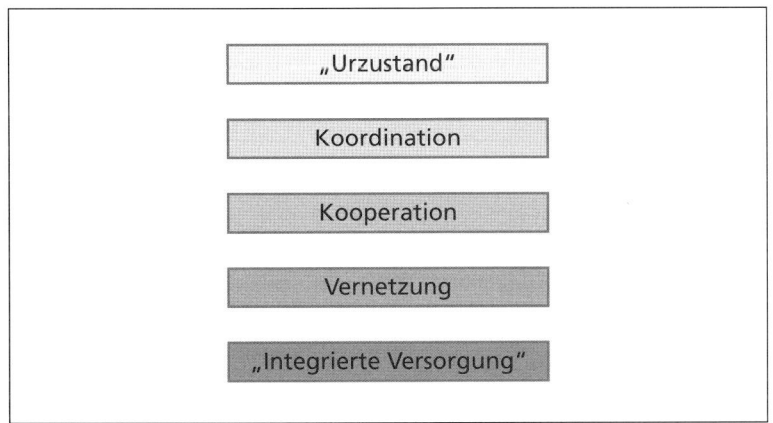

Abb. 1.1: Organisationsgrade im Gesundheitssystem

Nicht nur für Außenstehende scheint es sich beim Gesundheitssystem um ein chaotisches System zu handeln. Die einzelnen Leistungserbringer sind in ihren Entscheidungen frei und orientieren sich an privatwirtschaftlichen Kriterien. Kooperationen zwischen verschiedenen Leistungserbringern, z. B. zwischen Hausarzt und Facharzt, hängen stark vom Engagement der Einzelpersonen ab. Geregelte Strukturen sind nur zum Teil ersichtlich (▶ **Abb. 1.2**).

Dieser »chaotische Zustand« wird für die Verschwendung von Ressourcen z. B. infolge von Doppel- und Mehrfach-Untersuchungen, unkoordinierten Medikamentenverordnungen usw. verantwortlich gemacht. Den Mangel an Koordination wollte die Politik durch *Disease-Management-Programme* beheben. Über Koordinationsmaßnahmen wurden die einzelnen Leistungserbringer gezielt in ein Versorgungskonzept eingebunden. Als Steuerungsinstrument wird das Case Management, ein »Werkzeug« aus der Sozialarbeit, verwendet. Diese Methode

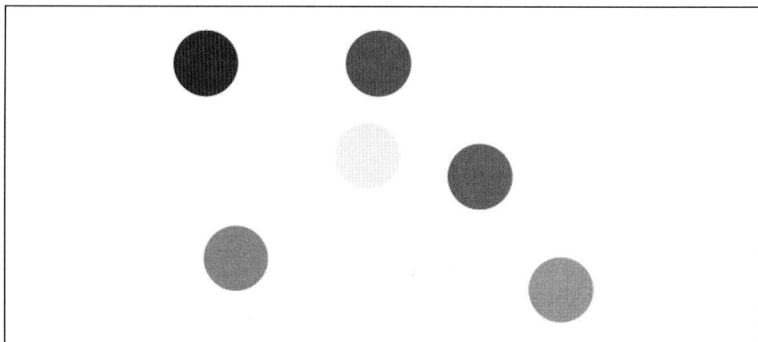

Abb. 1.2: Status quo

hat sich zwar in bestimmten Bereichen bewährt, es ist aber noch nicht erwiesen, dass sie sich für einen umfassenden, flächendeckenden Einsatz eignet. Wie sich bei den bestehenden Disease-Management-Projekten zeigt, ist der bürokratische Aufwand immens, und die Kosten stehen in keiner Relation zu den Vorteilen. Amerikanische Krankenversicherungsgesellschaften haben sich bereits wieder von den Disease-Management-Projekten verabschiedet und begrenzen deren Einsatz auf kostenträchtige Hochrisiko-Gruppen. Dies entspricht auch der Entwicklung in Deutschland (z. B. SAPV, Wundnetzwerke, Demenznetzwerke etc.). Eine weitere Möglichkeit, die Versorgungsstrukturen zu optimieren, ist der Aufbau von Kooperationen. Die Leistungserbringer verpflichten sich, entsprechend getroffener Vereinbarungen, ihre Leistungen abzustimmen und sich gegenseitig zu unterstützen. Hier werden keine neuen Schnittstellen durch einen Koordinator aufgebaut, sondern die Leistungserbringer regeln die Zusammenarbeit partnerschaftlich. Ein Vergleich aus dem Sport, der zugegebenermaßen sehr plakativ ist, soll die Unterschiede verdeutlichen (▶ **Abb. 1.3**). Eine Rudermannschaft wird koordiniert durch den Steuermann.

Es handelt sich beim Rudern um eine sehr gleichförmige Leistungserbringung durch die Ruderer. Eine Koordination der Leistungserbringer ist somit relativ einfach. Anders sieht es in Mannschaftssportarten wie Fußball oder Handball aus, in denen jeder Akteur seine definierte Funktion hat (▶ **Abb. 1.4**). Jeder Spieler ist während des Spiels in seinen Entscheidungen frei. Je besser die einzelnen Spieler miteinander kooperieren, umso harmonischer und Kräfte sparender verläuft das Spiel. Der Trainer ist während des Spielverlaufs am Spielfeldrand und kann das Spiel nur marginal beeinflussen. Seinen Einfluss muss er bereits in der Trainings- und Vorbereitungsphase geltend machen. Nicht zuletzt gehört zu seinen Aufgaben, den Teamgeist der Mannschaft zu fördern und sie damit zum Erfolg zu führen. Fragt sich jetzt nur, welche Funktion hat der Hausarzt? Ist er Steuermann oder Teammitglied? Wer hat dann die Funktion des Trainers, des Moderators und des Organisators? In zunehmendem Maß übernehmen in Ärztenetzen Managementgesellschaften oder Krankenkassen (DMP) diese Funktion.

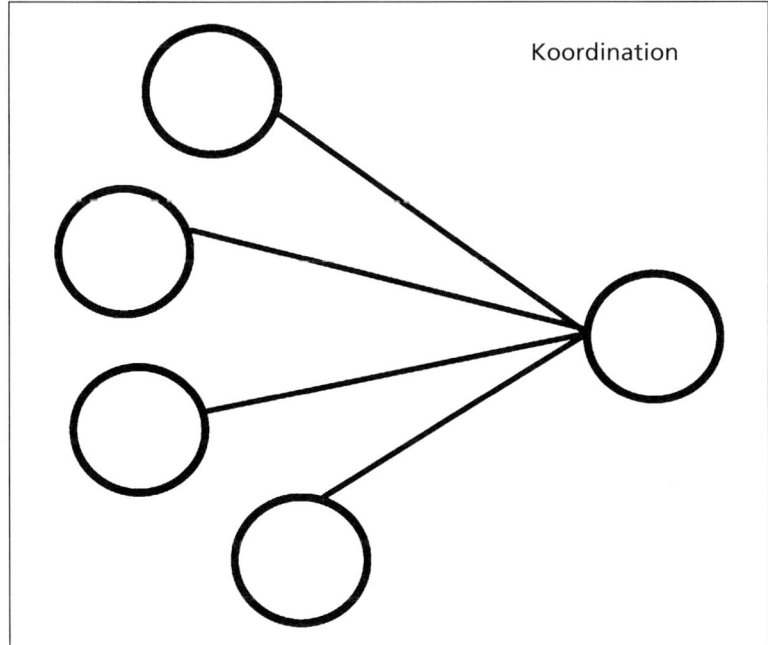

Abb. 1.3:
Koordination

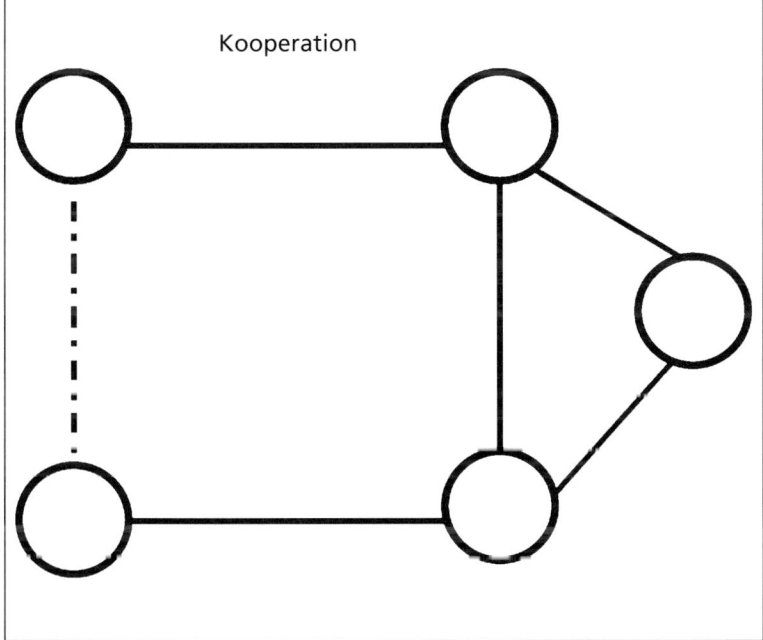

Abb. 1.4:
Kooperation

1.2.1 Vernetzung – Was ist ein Netz?

Betrachten wir zunächst ein Netz, das wir aus dem Alltag kennen. Es geht um Fäden und Knoten, die zwei- oder dreidimensional angeordnet sind (▶ **Abb. 1.5**). Es geht also um *festgefügte Verhältnisse*. Betrachten wir mit dem Internet ein komplexeres Netz, das ebenfalls aus dem Alltag stammt, so wird es schon schwieriger. Auch hier geht es um »Fäden (Verbindungen) und Knoten«, die mehrdimensional angeordnet sind, aber als *flüchtige Koalitionen* auftreten. Sprachlich ist klar: Verbindungen sind nur zum Teil Bindungen und keine Verpflichtungen. Dennoch werden mit den »Geflechten« Loyalitäten, Legitimationen, Identitäten und Verbindlichkeiten assoziiert.

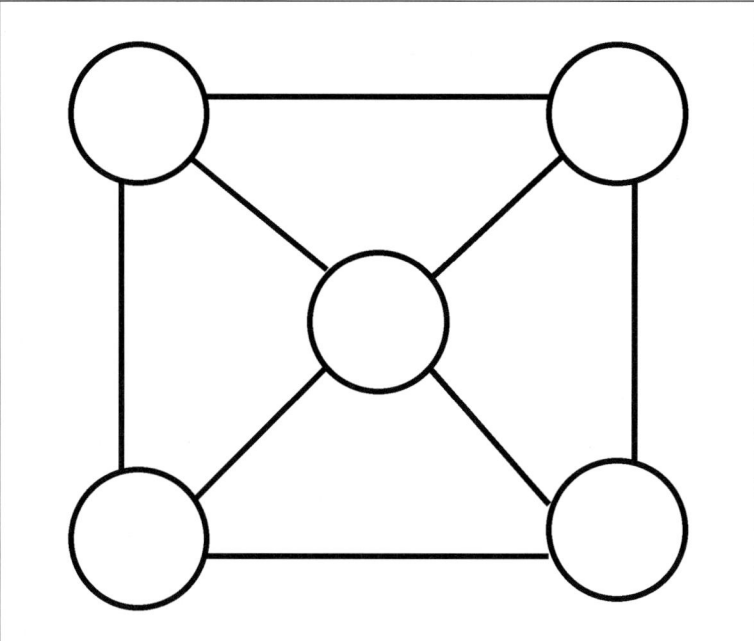

Abb. 1.5: Vernetzung

Informelle und operative Netzwerke

In vernetzten Strukturen, z. B. in Praxisnetzen, wird die Kooperation intensiviert, indem ein höheres Maß an Verbindlichkeit hergestellt wird. Es gibt informelle und operative Netzwerke. Im informellen Netzwerk werden lediglich Informationen zwischen den einzelnen Netzwerkpartnern strukturiert weitergegeben. Operative Netzwerke sind sehr komplexe, arbeitsteilige Strukturen, sie erfordern neben verbindlichen Absprachen eine definierte Versorgungsqualität der einzelnen Leistungsanbieter (z. B. muss sich ein Arzt auf die Qualität der Untersuchungsbefunde aus Röntgen, Labor, Sonografie etc. des vorbehandelnden Kollegen verlassen können) und einen Mehrwert für jeden Partner. Solche Netzwerke lassen sich nicht verordnen, sondern müssen sich entwickeln. Es muss sich zuallererst ein gegenseitiges Vertrauen entwickeln. Bei derart komplexen gesellschaftlichen Gebilden sind die Kommunikation und das Selbstverständnis von größter Bedeutung. Dem Einzelnen stellen sich ökonomische, mediale und soziokulturelle Fragen:

- Kann ich in diesem Netz handeln?
- Wie kann ich handeln?
- Wird meine Handlungsfreiheit eingeschränkt?
- Kann ich etwas aushandeln?
- Nach welchen Regeln?
- Wer knüpft die »Knoten« im Netz?
- Wer setzt die Regeln und Standards fest?

Bisher beschrieb Vernetzung *dichte institutionelle Organisationen*. Sie konnten teilweise einen gewissen Anteil von »Nicht-Bekanntheit« aufweisen und ertragen. Vertrauen erhielten besonders die institutionalisierten Verkörperungen, die entweder durch politische Ideen (z. B. Parteien), über familiäre oder im weitesten Sinne verwandtschaftliche Beziehungen oder über strategische Allianzen (z. B. Gewerkschaften) gebildet wurden. Häufig handelte es sich um Notgemeinschaften (z. B. freiwillige Feuerwehr), die sich in der Not und bei hohem Leidensdruck gebildet haben. Warum haben wir gerade heute so große Probleme mit der Vernetzung? Aufgrund des hohen Grades an Individualisierung tendiert der Einzelne zu einem Maximum an Selbstverwirklichung und zur Durchsetzung seiner Eigeninteressen. Er kann seine Interessen häufig nicht zurückstellen (sofortige Interessensbefriedigung) oder Kompromisse schließen (ausschließliche Verfolgung eigener Ziele). **Probleme mit der Vernetzung**

1.2.2 Integrierte Versorgung – Was ist Integration?

Differenzierung und Integration sind Gegensätze. Die Probleme im Gesundheitssystem und in der Altenhilfe haben ihre Ursache vor allem in der zunehmenden Differenzierung und Subspezialisierung. Eine immer weitere *Aufgliederung von Dienstleistungen* erschwert den Überblick. Man spricht heute schon von einer »Babylonisierung des Gesundheitssystems«.

Beim Turmbau zu Babel war es durch »Sprachverwirrung« zu einer Einstellung aller Aktivitäten auf der Baustelle gekommen. Einer solchen Entwicklung kann entgegengewirkt werden, indem soziale Zusammenhänge zwischen den einzelnen Dienstleistern hergestellt werden. **Sprachverwirrung**

Durch freiwillige oder verbindlich vorgegebene *Übertragung von Aufgaben* und Befugnissen entstehen *wechselseitige Abhängigkeiten* und wiederum ein »Ganzes«. All die Strukturen und Funktionen werden **Soziale Integration**

15

Funktionale System-integration

dabei durch Über- oder Unterordnung zu einer neuen Organisations-form vereinigt und gehorchen nach einiger Zeit anderen Gesetzen, d. h. sie sind in das Ganze wieder integriert. Integration in diesem Sinne ist gleichzeitig ein Rahmenbegriff, übergeordnete Zielsetzung, ständiger Prozess und Endergebnis vielfältiger Bemühungen.

Erste Schritte

Erste Schritte auf dem Weg zur Integration sind eine innerbetriebliche und eine zwischenbetriebliche *Koordination*. Darunter wird die Abstimmung zwischen Teilaufgaben verstanden, die in ihrer Zusammenführung zu einer verbesserten Gesamtleistung führt. So können im Krankenhaus durch Einführung von Patientenpfaden und Standards sowie durch Einführung eines Überleitungsmanagements diese Ziele erreicht werden. *Kooperation* geht über die Koordination hinaus. Auch hier gibt es zunächst selbstständige, voneinander unabhängige Dienstleistungen, welche im Rahmen einer Kooperation planmäßig und verbindlich auf ein gemeinsames Ziel hinarbeiten. Dies kann auf freiwilliger oder vertraglicher Basis erfolgen. Die Kooperation kann sich auf einzelne Aufgaben oder auf ganze Projekte erstrecken. Auch eine verbindlich vereinbarte Zusammenarbeit zwischen Vertretern verschiedener Berufe ist Kooperation, wenn sie über eine sachlich und zeitlich begrenzte Abstimmung (Koordination) hinausgeht. Voraussetzung für das Gelingen von Kooperationen ist die Einsicht der Beteiligten in Sinn und Notwendigkeit dieser engen Zusammenarbeit. Eine *Vernetzung* der einzelnen Leistungsanbieter im Gesundheitssystem und der Altenhilfe ist dann erreicht, wenn die Kooperation ständig funktioniert, d. h. dass sie zu einer Selbstverständlichkeit geworden ist. Ein Netzwerk prägt wiederum die Einstellungen und das Verhalten der Beteiligten. Es stellt ein Ganzes dar, das mehr als die Summe seiner Teile ist. Vernetzung ist der Übergang zur vollen *Integration*, bei der sich zuvor unabhängige Dienste oder Einrichtungen letztlich zu einer neuen Organisation zusammengeschlossen haben (▶ **Abb. 1.6**).

Integrierte Versorgung stellt somit eine eigenständige Dienstleistung dar, wenn statt der bisher solitären Leistungen ein individuell zusammengestelltes Leistungspaket angeboten wird. Die Forderung nach integrierter Versorgung gibt es schon seit vielen Jahren. Das Anliegen der Integration wurde bereits 1978 unter dem Begriff »Verbundsystem« vom Diakonischen Werk der Evangelischen Kirche Deutschland für die Altenhilfe postuliert (Blosser-Reisen 1997). Für Baden-Württemberg forderte 1997 der damalige Sozialminister Dr. Erwin Vetter während eines Workshops »Vernetzte Strukturen im Gesundheitswesen« die Weiterentwicklung des Gesundheitswesens zur integrierten Gesundheitsversorgung. In den Folgejahren hat sich wenig geändert. Im Gegenteil, Subspezialisierung und Diversifizierung haben weiter zugenommen, und es ist schwierig, sich auf dem Gesundheitsmarkt und in der Altenhilfe zurechtzufinden.

16

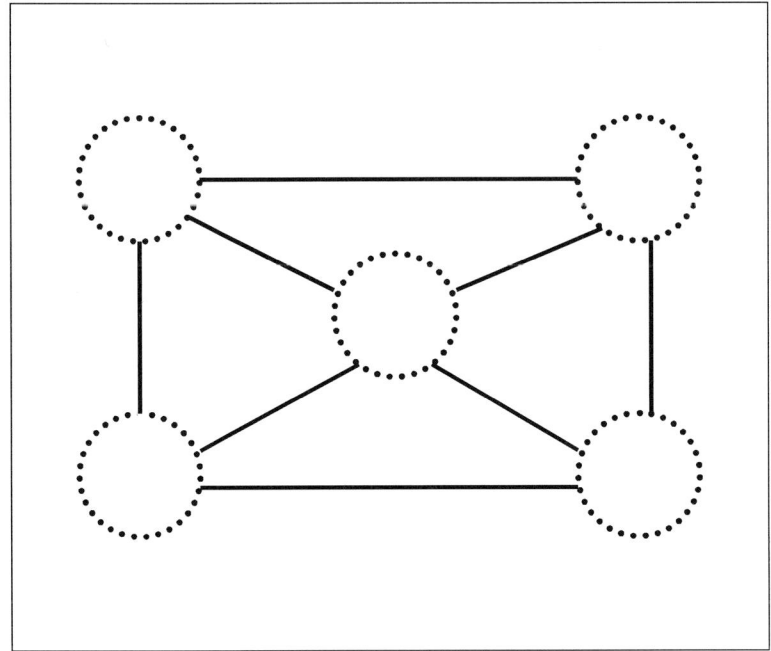

Abb. 1.6: Integrierte Versorgung

Sind *Vernetzung* und *integrierte Versorgung* das vielgepriesene Allheilmittel oder ein Irrweg? Erwartet wird, dass anschließend alle zufrieden und glücklich sind: Leistungserbringer (Haus- und Fachärzte, ambulante Dienste, Krankenhäuser, komplementäre Therapeuten), Krankenkassen und Patienten. Die Wünsche der Beteiligten sind reibungslose Zusammenarbeit, bessere und sichere Entlohnung, medizinische Freiheit, bessere Qualität der Versorgung und vor allem weniger Kosten. Warum werden diese Ziele häufig nicht erreicht? Die Realität zeigt, dass der Umsetzung einer integrierten Versorgung Folgendes entgegensteht:

Allheilmittel oder Irrweg?

- Misstrauen der einzelnen Leistungsanbieter,
- Trittbrettfahrer (die sich beteiligen, ohne sich zu engagieren),
- Neid,
- basisdemokratische Strukturen,
- Risiko-Aversion,
- Kurzsichtigkeit,
- Naivität,
- Frustration.

Diese Begriffe werden genannt, wenn über das *Scheitern eines Praxisnetzes* diskutiert wird. Wenn schon die Vernetzung einer einzelnen Berufsgruppe in einem Praxisnetz vor unlösbaren Problemen steht, wie schwierig wird es, komplexe integrierte Versorgungsformen zu etablieren! Eine Zusammenarbeit verschiedener, organisatorisch selbst-

Schwierige Zusammenarbeit

17

ständiger Dienste und Einrichtungen ist in der Regel auch mit der Zusammenarbeit von Angehörigen verschiedener Berufsgruppen verbunden. Statusdenken und ein *Denken in engen Berufsrollen*, durch das Leistungsrecht mit Vorgaben für Qualifikation für bestimmte Tätigkeiten zum Teil gefördert, erschweren die Zusammenarbeit. Nach dem Willen der Gesundheitspolitik sind integrierte Versorgungsmodelle die *Vision der Zukunft* (▶ **Abb. 1.7**). Bei der integrierten Versorgung gibt der einzelne Leistungsanbieter einen Teil seiner Autonomie auf und ordnet sich in ein neues Unternehmen ein (viele Leistungsanbieter unter einem Dach). Vor allem für niedergelassene Ärzte, die sich als »freie Unternehmer« sehen, ist dies ein Aspekt, der Unbehagen hervorruft. Nur wenn der erwartete Mehrwert die Nachteile durch den Verlust von Freiheit überwiegt, sind die Leistungserbringer, wie Ärzte, Psychotherapeuten, Logopäden, Ergotherapeuten etc. bereit, sich im Rahmen solcher Einrichtungen zu engagieren. Integrierte Versorgungsmodelle müssen deshalb so gestaltet sein, dass sie sich rasch zu einem Erfolgsmodell entwickeln. *Grundvoraussetzungen* dafür sind: ein Leitbild, ein Kommunikationssystem, ein Beschlusssystem, ein Managementsystem, ein Honorierungssystem und ein Qualitätssicherungssystem.

Von entscheidender Bedeutung ist jedoch die *Grundbedingung*, dass man bei allen Mitgliedern mit einem echten und starken Bedürfnis rechnen kann, auftretende Probleme und Schwierigkeiten gemeinsam lösen zu wollen. Selbst schwierige Krisensituationen lassen sich lösen, wenn als tragende Grundmotivation der Wille vorhanden ist, Schwierigkeiten im Team zu lösen. Für die Teilnehmer am integrierten Versorgungsmodell sind diejenigen Mitglieder besonders schwierig, die entweder rigiden Normen verhaftet sind oder eine passive Bequemlichkeit in das Projekt hineintragen. Die Wahrscheinlichkeit, ernsthafte Krisen zu überstehen, ist umso größer, je gleichmäßiger alle aktiv an der *Verantwortung* für die gemeinsame Sache teilhaben. Nur wenn diese Voraussetzungen erfüllt sind, ist eine erfolgreiche Umsetzung möglich. Unterlassungen rächen sich über kurz oder lang, Misserfolg ist programmiert.

Grundvoraussetzungen | Gibt es eine Strategie zur Förderung von Kooperationen und integrierter Versorgung? Grundvoraussetzung für die Einführung von Kooperationen und integrierter Versorgung ist die *enge Zusammenarbeit der Leistungsanbieter* sowie der Berufsgruppen untereinander mit Betroffenen und Kostenträgern über die verschiedenen Sektoren (ambulant und stationär) hinweg, unter *Überwindung von Hierarchien* und Befindlichkeiten. Dazu sind *konsensfähige Konzepte* erforderlich. Diese müssen in Teilschritten auf lokaler Ebene unter kooperativer Planungsverantwortung Schritt für Schritt umgesetzt werden. Alle Zwangsmaßnahmen erzeugen Widerstände und blockieren die Kooperation für eine lange Zeit. Um eine kontinuierliche Weiterentwicklung zu erreichen, ist auf verbindliche Absprachen zu achten. Besprechungen müssen protokolliert werden, Zuständigkeiten und Aufgaben klar definiert und die Ergebnisse überprüft werden. Motivatoren müssen regional die Koope-

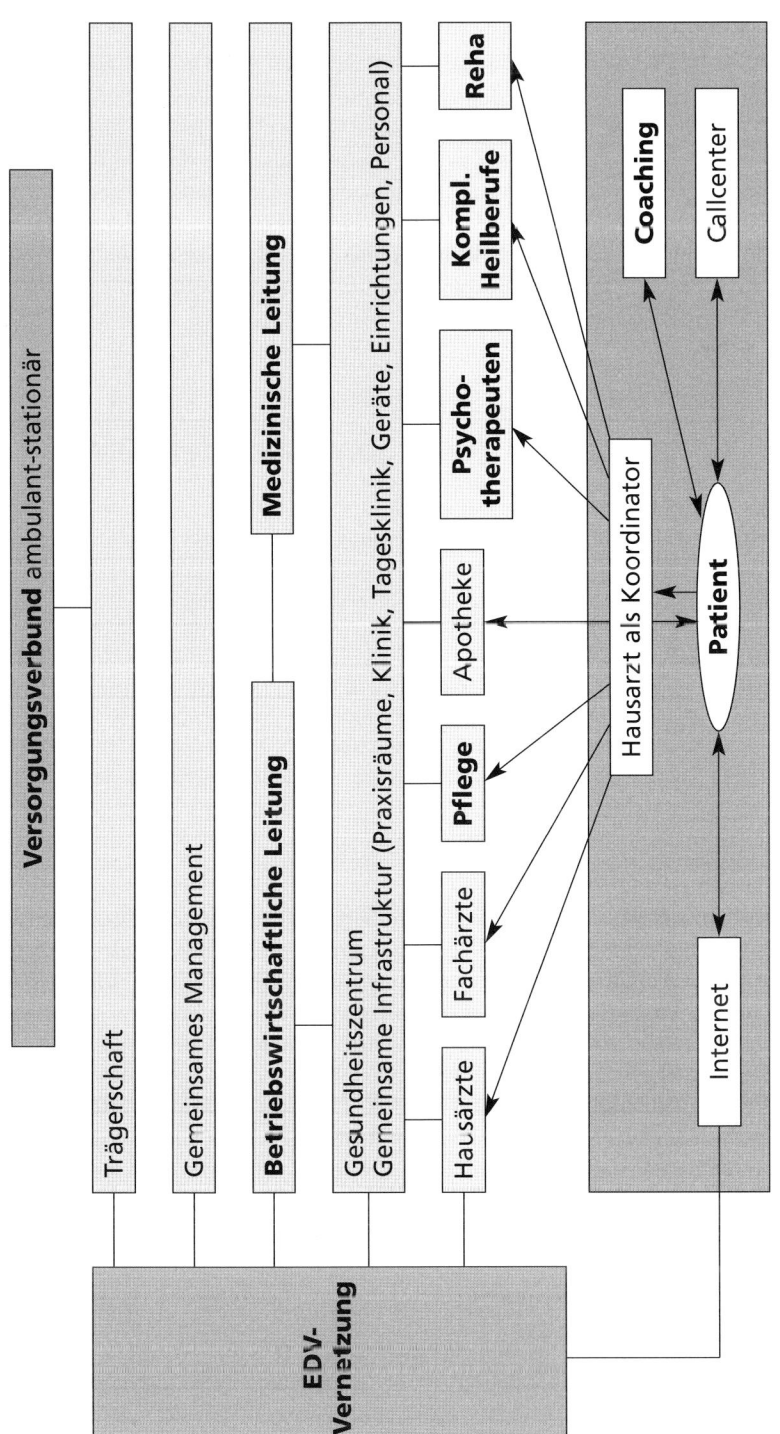

Abb. 1.7: So könnte die Grundversorgung strukturiert sein

Die Vision: Das integrierte Versorgungsmodell – viele Leistungserbringer unter einem Dach

ration und Vernetzung von Leistungsanbietern bei der Versorgung von Patienten vorantreiben. Entscheidend ist, dass die Maßnahmen freiwillig und ohne große finanzielle Zuwendungen ins Leben gerufen werden. Nur was ohne massive Subventionen lebensfähig ist, ist auf Dauer überlebensfähig. Wenn in Zukunft Maßnahmen gefördert werden, sollte die Förderung davon abhängig gemacht werden, dass Kooperationen nicht nur auf dem Papier bestehen. Dies setzt voraus, dass letztendlich auch eine interne (z. B. im Rahmen einer Selbstbewertung) und externe (z. B. Peer-Review-Verfahren) Qualitätssicherung stattfindet.

1.3 Integrierte Versorgung nach dem GMG

Durch das Gesundheitsmodernisierungsgesetz (GMG) gewann die integrierte Versorgung an Aktualität. Leider verzichtet das Gesetz auf eine beschreibende Darstellung der integrierten Versorgung.

§

> Integrierte Versorgungsformen ermöglichen eine leistungssektorenübergreifende Versorgung der Versicherten. Gemäß § 140a SGB V können die Krankenkassen Verträge über eine verschiedene leistungssektorenübergreifende Versorgung der Versicherten oder eine interdisziplinäre fachübergreifende Versorgung mit den im Gesetz genannten Vertragspartnern abschließen.

Voraussetzung ist also die sektorenübergreifende Versorgungsstruktur. Dem Gesetzgeber schwebt vor, dass primär bei existenzbedrohenden Krankheitsbildern und schweren operativen Eingriffen ein *neues Versorgungsmodell* entsteht. Aus der Sicht von Sachverständigen sind aber maximal 20 % der im niedergelassenen Bereich behandelten Patienten dieser Gruppe zuzuordnen. Es handelt sich dabei um schwere Herz-Kreislauf-Erkrankungen, Schlaganfall, Diabetes mellitus Typ II, Brustkrebs, Darmkrebs, schwere Asthmaleiden, schwere rheumatische Erkrankungen und endoprothetische Eingriffe.

Hohe Ansprüche   Sich zusammenzuschließen und nur die Abläufe etwas zu verbessern, ist allerdings keine Lösung. Es geht um nachhaltige, inhaltliche und zeitaufwändige Optimierung.

Hohe Anforderungen   Die Anforderungen der Kassen an Netze integrierter Versorgung sind hoch. Sie verlangen:

- Beschreibung des Indikationsfeldes bzw. der relevanten Patientengruppe,

20

- Darstellung des sektorenübergreifenden/interdisziplinär-fachübergreifenden Ansatzes des Versorgungsangebots,
- Definition der Behandlungskette im Rahmen des Konzepts/der Leistungsinhalte der geplanten Versorgung; auch in Abgrenzung zur konventionellen Versorgung,
- einbezogene ärztliche und nichtärztliche Disziplinen und Leistungserbringer (ambulant/stationär, kurativ, rehabilitativ),
- Aufgabenteilung und Zuständigkeit der an der Versorgung Beteiligten, Beschreibung der Behandlungskorridore,
- Darstellung der Erhöhung der Effektivität der geplanten Versorgung gegenüber dem konventionellen Verfahren,
- besondere Maßnahmen der Struktur, Prozess- und Ergebnisqualität,
- Organisationsstrukturen,
- personelle und technische Ausstattung,
- Dokumentations- und Controllingverfahren,
- interne und externe Qualitätssicherungsmaßnahmen, vorhandene oder vorgesehene Zertifizierungsverfahren,
- Vorteile für die Patienten in versorgungsqualitativer Hinsicht und gegebenenfalls besondere Serviceelemente,
- Darstellung der Verbesserung der Versorgungseffizienz
- Finanzierungsmodell,
- Rechtsform.

Was bisher in der Praxis dabei herauskam, ist eher bescheiden. Man kann sich des Eindrucks nicht erwehren, dass in vielen Fällen angeblicher integrierter Versorgungsmodelle weniger der Wunsch nach einer höheren Organisationsform und langfristigen Vorteilen als vielmehr der schnelle finanzielle Vorteil die Triebfeder war.

Versorgung von Pflegeheimen

»Geld und Macht können Solidarität und Sinn weder kaufen noch erzwingen«, so Habermas (1985, S. 277). Durch den § 119b SGB V sollte ein für die speziellen Aufgaben ausgebildeter Heimarzt zur besseren Versorgung von stationären Pflegeeinrichtungen möglich werden. Damit wurde dem Wunsch der Pflegeheime nach einer kontinuierlichen guten medizinischen Versorgung aus möglichst einer Hand Rechnung getragen. Dennoch gibt es Jahre nach Inkrafttreten des Gesetzes (2010) keine wesentlichen Entwicklungen zur Verbesserung der medizinischen Versorgung von Pflegeheimen z. B. durch angestellte Heimärzte, vertraglich gebundene niedergelassene Ärzte bzw. koordinierende Hausärzte auf der Basis integrierter Versorgung. Vereinzelt gibt es Modelle, wie das seit 1998 bestehende »Berliner Projekt«. Dort werden über 30 Heime und Pflegeeinrichtungen sowohl durch angestellte, als auch kooperierende niedergelassene Ärzte und Therapeuten versorgt. Es konnte nachgewiesen werden, dass durch die intensivierte, mit dem Pflegeheim abgestimmte geriatrische Versorgung unnötige Krankenhauseinweisungen und Transporte (insbesondere zur Notfallversorgung) vermieden werden konnten. Für die 3.500 versorgten Patienten konnten dadurch Einsparungen von ca. 2,7 Millionen Euro pro Jahr erzielt werden, bei gleichzeitiger Verbesserung der Versorgungsqualität und -zufriedenheit (Hibbeler 2007).

Modelle ohne niedergelassene Ärzte gemacht

Die meisten integrierten Versorgungsmodelle sind ohne Beteiligung von Ärztenetzen primär von Krankenhäusern entwickelt worden. Die bisherigen Netzstrukturen, insbesondere bei den reinen Ärztenetzen, kranken daran, dass das erforderliche *Management fehlt*. Krankenhäuser verfügen über eine etablierte Administration und eine stabile delegative Managementerfahrung. Darüber hinaus sind sachliche und personelle Ressourcen vorhanden, die von Seiten der Ärzte erst aufzubauen wären. Außerdem besteht ein guter Kontakt zu den Krankenkassen, und es gibt Erfahrungen im Verhandeln größerer Finanzvolumina. Als Beispiel sei hier das *Versorgungsmodell* bei der Implantation von Hüftprothesen genannt. Bestandteile des Vertrags sind neben der Akutbehandlung, der Anschlussheilbehandlung und der Rehabilitation die Transportkosten sowie eine zehnjährige Garantie der Leistungserbringer auf den korrekten Sitz der Endoprothese. Somit übernimmt der Vertragspartner der Krankenkassen neben der Budget-Verantwortung auch einen Teil des Morbiditätsrisikos. Mit der Öffnung der Krankenhäuser für die ambulante Versorgung ergeben sich Möglichkeiten:

- durch die integrierte Versorgung § 140a SGB V,
- durch die Beteiligung an DMP-Maßnahmen §§137 f–g SGB V,
- durch die Erbringung hochspezialisierter Leistungen § 116 SGB V.

Die Zukunft gehört den ambulanten Leistungen – wirtschaftliches Wachstum werden Krankenhäuser in Zukunft nur verbuchen, wenn es ihnen gelingt, in der ambulanten fachärztlichen Versorgung Fuß zu fassen. Dazu müssen sie allerdings mit den Krankenkassen Verträge über die integrierte Versorgung abschließen. Daraus ergeben sich aber weitere Fragen:

Offene Fragen

- Ist der Vorstoß in die ambulante Versorgung die einzige Möglichkeit?
- Wie viel Spielraum haben die Kliniken?
- Lassen sich die Sektorengrenzen nur durch ein gemeinsames Budget überwinden?
- Lassen sich neben rein medizinischen Leistungen auch Pflege und hauswirtschaftliche Leistungen in die Verträge integrieren?

Durch den § 140a SGB V wurde das Kräftegleichgewicht einseitig zugunsten der gesetzlichen Krankenkassen verschoben. Kassenärztliche Vereinigungen sind als Vertragspartner bei den Formen der integrierten Versorgung nicht mehr beteiligt. Dies ist eine Reaktion des Gesetzgebers auf die Blockadepolitik dieser Körperschaften bei der gescheiterten Umsetzung der §§ 140a–h SGB V im vorangegangenen Reformgesetz. Die bisherigen Erfahrungen zeigen nach anfänglich euphorischen Erwartungen aus Sicht der Leistungserbringer: Bei der Etablierung von integrierten Versorgungsformen ist eine gewisse Ernüchterung eingetreten. Wie bei allen dynamischen Prozessen kommt jetzt die eher zähe Phase der Umsetzung.

Das sollte man berücksichtigen bei der Konzeption integrierter Versorgungsformen:

- Integrierte Versorgungsprojekte sind ein Element des Kassenwettbewerbs, kassenübergreifende Projekte sind somit eher nicht zu realisieren.
- Die Verträge greifen direkt oder indirekt in die Honorierung aller Leistungserbringer ein (letztendlich wird alles aus einem Topf bezahlt), eine übergreifende Abstimmung wäre deshalb erforderlich.
- Krankenkassen sind Körperschaften des öffentlichen Rechts und damit in ihrer Struktur Verwaltungen. Entscheidungsprozesse benötigen häufig entsprechende Zeit für den Instanzenweg. Vorlaufzeiten von ein bis zwei Jahren bis zur Aufnahme der richtigen Arbeit sind keine Seltenheit.
- Mehr Geld wird durch die integrierte Versorgungsform nicht ins System gebracht, das vorhandene kann lediglich anders verteilt werden. Hierbei werden immer Interessen verletzt. Ein frühzeitiges Gespräch mit den jeweils Betroffenen ist immer ratsam.
- Die Daten der Ausgangslage bzw. der möglichen Einsparungen sind entgegen aller Beteuerungen erfahrungsgemäß nicht vorhanden oder oft sehr mangelhaft. Wie lässt sich anschließend eine entsprechende Einsparung beweisen? Hier lohnt ein adäquater Zeitaufwand für die Beschaffung solider Daten.
- Die Entwicklung einer integrierten Versorgungsform bedeutet »Bohren dicker Bretter« und erfordert unter anderem viel Zeit, Überzeugungskraft, diplomatische Fähigkeiten, eine große Frustrationstoleranz sowie unendlich viel Phantasie!

1.4 Vom Überleitungsmanagement zum Versorgungsmanagement

Auf der Grundlage des nationalen *Expertenstandards »Entlassungsmanagement in der Pflege«*, herausgegeben vom Deutschen Netzwerk für Qualitätsentwicklung in der Pflege (DNQP), wurde in den letzten Jahren fast in jeder Klinik ein *Entlassungsmanagement* eingerichtet. Die folgenden vier Eckpunkte beschreiben grob das Konzept, das vorsieht,

Versorgungs-management

dass bereits bei der Aufnahme mit der Entlassplanung begonnen wird. Zur Identifizierung von Patienten mit einem erhöhten Versorgungsbedarf wird innerhalb von 24 Stunden nach Aufnahme bei jedem Patienten ein erstes Screening durchgeführt. Bei den identifizierten Patienten folgt dann zur weiteren Abklärung des späteren Versorgungsbedarfs ein Assessment sowie Schulung und Beratung des Patienten bzw. der pflegenden Angehörigen während des stationären Aufenthalts.

24 Stunden vor Entlassung wird die Entlassungsplanung überprüft und ein Überleitungsbogen angelegt. Innerhalb von 48 Stunden nach Entlassung sollen dann die eingeleiteten Versorgungsmaßnahmen überprüft werden. Da dies sehr aufwendig ist, wird in den meisten Kliniken darauf verzichtet. Somit endet in den meisten Kliniken das Entlassungsmanagement an der Krankenhaustür und verfehlt somit das Ziel der Versorgungssicherheit. Dies ist vergleichbar mit einer Brücke, die nur auf einem Brückenpfeiler aufsetzt und somit in der Luft endet. Das *Versorgungsmanagement* greift über das Entlassungsmanagement hinaus, es bezieht auch Versorgungsprozesse ein, bei denen das Krankenhaus nicht beteiligt ist und strebt eine bessere Verzahnung und Vernetzung der Nachsorger an.

1.5 Politische Rahmenbedingungen

Der Gesetzgeber beschreibt das Versorgungsmanagement in § 11 Abs. 4 SGB V wie folgt: »1. Versicherte haben Anspruch auf ein Versorgungsmanagement insbesondere zur Lösung von Problemen beim Übergang in die verschiedenen Versorgungsbereiche. 2. Die betroffenen Leistungserbringer sorgen für eine sachgerechte Anschlussversorgung des Versicherten und übermitteln sich gegenseitig die erforderlichen Informationen. 3. Sie sind zur Erfüllung dieser Aufgabe von den Krankenkassen zu unterstützen. 4. In das Versorgungsmanagement sind die Pflegeeinrichtungen einzubeziehen; dabei ist eine enge Zusammenarbeit mit Pflegeberatern und Pflegeberaterinnen nach § 7a des Elften Buches zu gewährleisten. 5. Das Versorgungsmanagement und eine dazu erforderliche Übermittlung von Daten darf nur mit Einwilligung und nach vorheriger Information des Versicherten erfolgen. 6. Soweit in Verträgen nach den §§ 140a bis 140d nicht bereits entsprechende Regelungen vereinbart sind, ist das Nähere im Rahmen von Verträgen nach § 112 oder § 115 oder in vertraglichen Vereinbarungen mit sonstigen Leistungserbringern der gesetzlichen Krankenversicherung und mit Leistungserbringern nach dem Elften Buch sowie mit den Pflegekassen zu regeln.« Der Gesetzgeber verdeutlicht in der Gesetzesbegründung zum § 11 Abs. 4 SGB V (GKV-WSG) die mit dem Versorgungsmanagement verbundenen Ziele:

- Reibungsloser Übergang von Patienten zwischen Akutversorgung, Rehabilitation und Pflege,
- Gewährleistung notwendiger Unterstützung für die Versicherten durch die Leistungserbringer,
- Sicherstellung einer sachgerechten Anschlussversorgung,
- Vermeidung von Pflegebedürftigkeit,
- Vermeidung baldiger stationärer Wiedereinweisung.

Vom Gesetzgeber nicht angesprochen und damit ungeklärt sind allerdings folgende Fragen:

- Welcher Leistungserbringer übernimmt die Initiative und leitet entsprechende Veränderungsprozesse zur Umsetzung eines Versorgungsmanagements ein?
- Wer ist dazu autorisiert und durch wen?
- Können Krankenhäuser diese Aufgabe wirksam erledigen? Inwieweit lassen sich andere Leistungserbringer in diesen Veränderungsprozess einbinden? Inwieweit wird eine gewisse Verbindlichkeit und flächendeckende Umsetzung von Veränderungen erreicht?

Es muss jemand die Initiative ergreifen, der politisch dazu autorisiert und von den einzelnen Akteuren akzeptiert ist sowie die notwendige Neutralität besitzt.

1.6 Rolle des Krankenhauses bei der Umsetzung eines Versorgungsmanagements

Das Versorgungsmanagement ist zum einen eine gesetzliche Verpflichtung für das Krankenhaus. Ein gelungenes Versorgungsmanagement bietet zudem große Chancen für den Krankenhausträger, die in jüngster Zeit besser erkannt und genutzt werden. Versorgungsmanagement kann an der Schnittstelle sowohl zu den einweisenden Ärzten als auch zu den nachsorgenden Einrichtungen einen wichtigen Beitrag zu einer kooperativen Zusammenarbeit leisten. Einweiserbindung ist ein entscheidender Wettbewerbsparameter. Genauso wichtig ist die Patientenzufriedenheit, die durch ein gelingendes Versorgungsmanagement stark beeinflusst werden kann. Bei Patienten und Angehörigen kann durch das Versorgungsmanagement das Gefühl erzeugt werden, dass das Krankenhaus sich umfassend um den Patienten gekümmert hat. Ein guter Übergang in die Anschlussversorgung kann vom Patienten und seinen Angehörigen viel einfacher beurteilt und wahrgenommen werden als manch andere Aspekte der Krankenhausversorgung. Es handelt sich hier um einen gut sichtbaren Aspekt der Versorgungsqualität des Krankenhauses.

Patientensteuerung Das Krankenhaus wäre auch aus organisatorischen Gründen für eine stärkere Rolle in der Patientensteuerung besser geeignet als andere Akteure im Gesundheitssystem. Gerade kommunale Krankenhäuser könnten von ihren Betreibern zu dieser Aufgabe verpflichtet werden. Allerdings wird dies von anderen Akteuren im Gesundheitswesen nicht unbestritten bleiben. Hier gilt es frühzeitig die Initiative zu ergreifen und als Krankenhaus eine aktive Rolle in der Steuerung der Behandlungskette einzunehmen.

1.6.1 Umsetzung des Versorgungsmanagements

Beim Versorgungsmanagement steht die Gestaltung der Prozesse beim Übergang zwischen verschiedenen Versorgungsbereichen im Mittelpunkt. Bei diesen Übergängen gilt es, die *Kontinuität der Versorgung* unter gleich bleibend hohen Versorgungsstandards sicherzustellen und für den Patienten möglichst reibungslos zu gestalten. Daraus folgt, dass zunächst die Prozesse bei jedem der beteiligten Akteure klar strukturiert und definiert sein müssen. Es muss festgelegt sein, in welchem Zustand und unter welchen Bedingungen der Patient vom Nachsorger übernommen wird. Daraus ergeben sich zwei Säulen des Versorgungsmanagements:

1. Prozessmanagement oder Case Management bei den einzelnen Akteuren und 2. eine Vernetzung und Kooperation der nachsorgenden Einrichtungen.

Die Ziele des Versorgungsmanagements sind:

- Definition von Schnittstellen und Lücken in der Versorgung besonders versorgungsintensiver Patienten,
- Etablierung von Strukturen zur Absicherung eines einrichtungs- und berufsgruppenübergreifenden Kommunikationsflusses,
- Entwicklung von bedarfsorientierten Instrumenten der Überleitung,
- Etablierung verbindlicher Kooperationsstrukturen,
- Qualität und Sicherheit der Versorgung steigern,
- unwirtschaftliche tradierte Versorgungsprozesse beseitigen,
- Straffung aufgeblähter bürokratischer Verfahren,
- Entlastung der GKV, GPflV, Sozialhilfe.

Bei der Einführung des Versorgungsmanagements muss klar unterschieden werden zwischen

- Konzept und Struktur,
- Implementierung eines Versorgungsmanagements und
- konkreter Umsetzung im Einzelfall.

1.6.2 Versorgungsmanagement – Konzept und Struktur

Konzeptionell handelt es sich um eine sektorenübergreifende Aktivität im Umgang mit Patienten, die aufgrund von Alter, Krankheit oder Versorgungskomplexität einer kontinuierlichen Betreuung und Unterstützung bedürfen. *Überleitungsmanagement* macht Schnittstellen zu Nahtstellen – durch eine strukturierte Überleitung werden die Reibungsverluste minimiert und *Versorgungssicherheit* hergestellt.

Als strukturelle Voraussetzung wird dazu ein Versorgungsnetzwerk benötigt. Sich zu vernetzen geht immer mit dem Aufbau eines Beziehungsnetzes einher. Die Einbindung der Netzwerkpartner kann in lockerer Zusammenarbeit bis hin zu festen strategischen, vertraglichen Bündnissen erfolgen. Netzwerke brauchen günstige »klimatische« Bedingungen, ein hohes Maß an Transparenz, Ehrlichkeit und Kompromissbereitschaft. Günstig sind gute rechtliche und organisatorische Rahmenbedingungen.

Versorgungsnetzwerk

Ein Netzwerk ergibt sich nicht von selbst. Es braucht dazu »Treiber« (Personen, Umstände), und es braucht die notwendige Motivation und Moderation. Denn unmoderierte Gruppen neigen zum Chaos. Im Idealfall ist die Zusammenarbeit der Netzwerkpartner durch verbindliche Kooperationsvereinbarungen geregelt. Trotzdem kann Konkurrenz zwischen einzelnen Anbietern und Trägern eine konstruktive Kooperation und Vernetzung behindern. Deshalb ist die Überwindung des egoistischen Denkens unabdingbar, um eine Atmosphäre des Vertrauens und eine gute Arbeitsgrundlage zu schaffen. Vernetzung ist nicht als ein statisches Gebilde sondern als eine dynamische Entwicklung zu sehen. Eine optimale Zusammenarbeit der verschiedenen Versorgungsbereiche und Professionen muss mit viel Fingerspitzengefühl und unendlicher Geduld vorangetrieben werden. Dass der Prozess der Vernetzung lebt, erkennt man daran, dass Phasen des Stillstandes von den Beteiligten mit Unmut wahrgenommen werden.

1.6.3 Implementierung eines Versorgungsmanagements

Die Einführung eines umfassenden Versorgungsmanagements in einem Landkreis mit mehreren 100.000 Einwohnern muss planmäßig und strukturiert erfolgen. Ein professionelles Projektmanagement ist dabei unabdingbar. Was ist darunter zu verstehen? Projekte zeichnen sich aus durch Zielorientierung, Neuartigkeit, begrenzte Ressourcen, besondere Komplexität und Interdisziplinarität. Dies alles trifft ganz besonders auf die Implementierung eines Versorgungsnetzwerks zu. Um dieses Ziel zu erreichen, ist eine profunde Planung, Steuerung und Überwachung erforderlich.

Change Management Veränderungen, auch wenn sie dringend notwendig sind, werden nicht von allen Beteiligten freudig umgesetzt. Erbhöfe werden mit Zähnen und Klauen verteidigt, langjährige Vorteile und Bequemlichkeiten werden nur gegen Widerstand verlassen. Wenn man weiß, wie Menschen auf Veränderungen reagieren, bezieht man als Projektleiter diese Reaktionen nicht auf die eigene Person, sondern plant sie (soweit möglich) von Anfang an in den Projektablauf ein. Hier kann Erfahrung mit *Change Management*, nämlich Veränderungen systematisch und nachhaltig umsetzen sowie mit Widerständen bei Veränderungsprozessen professionell umgehen, sehr hilfreich sein.

Die Gefahr, dass man bei der Rationalisierung von Abläufen den Menschen als Individuum aus dem Auge verliert, ist groß. Es gibt aber keinen Standardpatienten. Der einzelne Patient nähert sich diesem »Idealtypus«, wie er in den Versorgungsprozessen abgebildet ist, mehr oder weniger an. Das *Case Management* hebt dieses Dilemma z. T. auf. Nach der Definition der Case Management Society of America (1995) ist Case Management ein kooperativer Prozess, in dem Versorgungsangelegenheiten und Dienstleistungen erhoben, geplant, implementiert, koordiniert, überwacht und evaluiert werden, um so den individuellen Versorgungsbedarf eines Patienten mittels Kommunikation und verfügbarer Ressourcen abzudecken. Neben dem einzelfallorientierten *Unterstützungsmanagement* ist dabei auch die systemorientierte Bedarfs- bzw. Ressourcensteuerung angesprochen. Es ist nämlich nicht gleichgültig, wer aus welchem Grund oder Blickwinkel das Case Management betreibt. Bei der Fallsteuerung liegt der Blickwinkel auf dem Einzelfall und auf der Steuerung von Prozessen. Die einzelnen Phasen der Fallsteuerung sind

- Einschätzung des Versorgungsbedarfs,
- Planung der Versorgung,
- Durchführung,
- Kontrolle,
- Evaluation.

Von einem anderen Blickwinkel aus betrachtet dient das Case Management aber auch zum Aufbau und zur Pflege von Versorgungsnetzen, zur Abstimmung von Maßnahmen, der Maßnahmenplanung und -steuerung, der Bedarfsanalyse in einem Versorgungsbereich, der *Ressourcensteuerung* und Koordinierung von Dienstleistungen. Anders ausgedrückt, sind die Funktionen des Case Managements:

- anwaltliche Funktion: Vertretung individueller Bedürfnisse gegenüber Institutionen,
- vermittelnde Funktion: Neutrale Vermittlung zwischen Bedarfslage und Dienstleistungsangebot,
- selektierende Funktion: *Zugangssteuerung* zur medizinischen, pflegerischen und hauswirtschaftlichen Versorgung angesichts knapper Kassen.

Bei der Umsetzung eines Versorgungsmanagements sind bestimmte Schlüsselfaktoren zur Einleitung von Veränderungen und zu einer erfolgreichen Vernetzung zu beachten. Entscheidend ist das gemeinsame Interesse aller Beteiligten. Weitere Voraussetzungen sind:

- Ein überschaubarer Versorgungsbereich entweder nach Regionen oder/und nach Indikationsbereichen,
- Beteiligung unterschiedlicher Sektoren und Professionen,
- adäquate Managementstrukturen zur Steuerung des Veränderungsprozesses,
- Beteiligte dürfen sich nicht von der Komplexität der Aufgabe einschüchtern lassen,
- Verbindlichkeit der Absprachen.

Mit der Begrenzung auf den Landkreis ist eine regionale Begrenzung bereits gegeben. Um die Teilnehmer zur Mitarbeit zu motivieren, empfiehlt es sich zunächst, eine Problemanalyse durchzuführen mit dem Ziel, die Teilnehmer zur Lösung der Probleme zu bewegen, die ihnen am stärksten unter den Nägeln brennen. Die benannten Probleme können dann in Arbeitsgruppen weiter analysiert und soweit bearbeitet werden, bis sich Lösungsvorschläge ergeben. Bei der Zusammensetzung der Arbeitsgruppen ist wichtig, dass Mitglieder der unterschiedlichen Sektoren und Professionen vertreten sind. Es ist leider recht schwierig, die *niedergelassenen Ärzte* adäquat zu beteiligen. Obwohl diese Berufsgruppe als »Lotse im Gesundheitssystem« an den Schalthebeln im Versorgungsprozess für die medizinische und pflegerische Versorgung des einzelnen Patienten die Weichen stellt, ist nur eine geringe Bereitschaft zu erkennen, an der bestehenden Situation etwas zu verändern. Erfahrungsgemäß sind Ärzte eher für indikationsbezogene Projekte zu gewinnen. Sie klassifizieren nach Patientengruppen mit bestimmten Erkrankungen und bauen darum herum die Versorgungsstrukturen. Die Mitarbeit am Versorgungsmanagement wird z. T. als zu abstrakt oder unnötig angesehen, viele Hausärzte sind der Ansicht, dass sie diese Leistungen bereits in ihren Praxen erbringen, dass lediglich die Finanzierung das eigentliche Problem sei.

1.6.3.1 Strategie

> *»Das Was bedenke, mehr bedenke wie«*
> *(J. W. v. Goethe)*

Auch wenn alles gut durchdacht ist, kann noch viel daneben gehen, wenn die Befindlichkeiten der Akteure, psychische und gruppendynamische Aspekte vernachlässigt werden. Deshalb sollen hier noch grundsätzliche Überlegungen angesprochen werden:

- Problemorientiertes Vorgehen: Betroffene zu Beteiligten machen,
- Organisation: Runder Tisch als Steuerungsgremium mit kleinen Arbeitsgruppen,
- Kommunikation: Bestandsaufnahme und Kontaktpflege,
- Gruppendynamik: Schlüsselfiguren integrieren,
- Wichtige Voraussetzung für ein gelingendes und Sektoren überwindendes Versorgungsmanagement ist die regionale und lokale Vernetzung der Einrichtungen und Akteure.

Wenn die Entscheidung zur Umsetzung eines Versorgungsmanagements getroffen ist, müssen die wichtigsten Akteure und die Vertreter aller Gruppierungen und Sektoren zu einem Informationsgespräch eingeladen werden. Nur wenige haben sich vorher mit dieser Materie beschäftigt und stehen daher zunächst der Sache indifferent oder sogar negativ gegenüber. Viele befürchten, dass Entscheidungen, Arbeit und Verpflichtungen auf sie zukommen. Jetzt muss zunächst ein gemeinsamer Informationsstand erreicht werden. Die Teilnehmer müssen sich des Themas annehmen, es zu ihrer Sache machen. Erst wenn sie erkennen, dass es in ihrem eigenen Interesse ist, sich daran zu beteiligen, dann kann mit einer erfolgreichen Zusammenarbeit gerechnet werden. Dabei handelt es sich um einen Prozess, der nie endet. Auch die besten Kooperationspartner können »verschnupft« sein und ausscheren. Wichtig ist daher der ständige Kontakt und Informationsaustausch.

Entscheidend ist darüber hinaus, dass wichtige »Schlüsselfiguren« beteiligt und gut integriert sind. Wenn z. B. in einem Versorgungsmanagement die Hausärzte fehlen, wenn es keine Absprachen zur Verordnung von Medikamenten, Hilfsmitteln, Behandlungspflege etc. gibt, dann sind die weiteren Überlegungen hinfällig. Eine gründliche Bestandsaufnahme und kontinuierliche selbstkritische Überprüfung der Entwicklung erspart Ärger und Misserfolg.

Wichtige Voraussetzung für ein gelingendes und Sektoren überwindendes Versorgungsmanagement ist die regionale und lokale *Vernetzung* der Einrichtungen und Akteure. Dabei kann man sich je nach Ausgangsbasis an gegebenen Grenzen, z. B. Stadt- oder Kreisgrenzen aber auch an eher vagen Gebieten z. B. Einzugsgebiet einer Klinik orientieren.

Organisationsform, Zusammensetzung der Gremien und Arbeitsweise orientiert sich an der Größe des Versorgungsgebiets und am gesteckten Ziel. Im Steuerungsgremium müssen Entscheidungen getroffen werden. Die Teilnehmer müssen die notwendige *Entscheidungsbefugnis* haben. Die Arbeitsgruppen müssen mit kompetenten, motivierten Personen besetzt sein. Sie sollten in Gruppenarbeit Erfahrung haben bzw. sich zumindest anleiten lassen. Die Größe sollte zwischen 7 bis 12 Personen betragen. Die Ergebnisse der Arbeitsgruppen werden dokumentiert und im Steuerungsgremium präsentiert.

1.7 Vernetzung – Grundvoraussetzung für ein erfolgreiches Versorgungsmanagement

»Im kommenden Zeitalter treten *Netzwerke* an die Stelle der Märkte, und aus dem Streben nach Eigentum wird Streben nach Zugang, nach Zugriff auf das, was diese Netzwerke zu bieten haben« (Rifkin 2000, S. 289). Was meint Rifkin mit dieser Aussage und wie können wir ein solches Netzwerk aufbauen?

Ganz allgemein betrachtet ist ein Netzwerk ein System aus mehreren Elementen, die untereinander verbunden sind und Informationen, Material, Dienstleistungen oder Wissen austauschen. Vernetzung, d. h. der Aufbau eines Netzwerks, beruht auf der Existenz eines *Beziehungsnetzes* mit unterschiedlichen Personen, Organisationen oder Unternehmen. Die Zusammenarbeit der Netzwerkpartner kann auf einer lockeren Basis oder in festen strategischen vertraglichen Bündnissen erfolgen. Grundsätzlich sind Vernetzungen dann sinnvoll, wenn sie die Planung und Umsetzung von Angeboten der einzelnen Netzwerkpartner unterstützen und der Aufwand der Initiierung und Aufrechterhaltung des Netzwerks in einem angemessenen Verhältnis zum Nutzen steht.

> Wie gesagt: *Entscheidend ist das gemeinsame Interesse und eine Win-Win-Situation!*

1.7.1 Grundlagen

Weil Netzwerke in ihrem Kern immer Beziehungsnetzwerke sind, sind Vertrauen und Kommunikation die Grundvoraussetzung für die Netzwerkarbeit. Kommunikation im Netzwerk sollte grundsätzlich auf direktem Weg erfolgen. Der persönliche Kontakt dient dazu, langfristige und tragfähige Beziehungen aufzubauen sowie Erwartungen und Erfahrungen auszutauschen. Direkte Kommunikation unterstützt den Aufbau einer *Vertrauensbasis* und fördert die Akzeptanz der Stärken von Netzwerkpartnern. Netzwerkarbeit kann ohne Vertrauen nicht erfolgreich sein, denn die einzelnen Partner bringen eine Vorleistung, ohne genau zu wissen, ob sich Engagement, Investition von Zeit und Kreativität am Ende auszahlt. Dieser Vertrauensvorschuss darf nicht ausgenutzt, sondern muss vom Netzwerkmanager gefördert werden. Diese Steuerung zeigt sich z. B. in klaren Absprachen und Aufteilung von Arbeitsaufträgen und Arbeitsschritten.

Kommunikation

Es gibt zwei Steuerungsarten von Netzwerken. *Fokale Netzwerke* sind hierarchisch aufgebaut. Kommunikation und Gestaltung läuft über einen fokalen Akteur, der wie »die Spinne im Netz die Fäden zieht«. *Polyzentrische Netzwerke* werden dezentral gesteuert. Die Netzwerk-

Steuerungsarten von Netzwerken

partner stehen in direktem Kontakt zueinander und treffen Entscheidungen unmittelbar miteinander. Die Entscheidung für die jeweilige Steuerungsart hängt damit zusammen, inwieweit auf ein bereits bestehendes gutes Beziehungsnetzwerk aufgesetzt werden kann, welches Vertrauen die Netzwerkpartner untereinander aufbringen und welche Ziele verfolgt werden. Grundsätzlich muss festgestellt werden, dass unmoderierte Gruppen zum Chaos neigen und somit eine Moderation und Steuerung in jedem Fall erforderlich ist.

1.7.2 Bauplan eines Versorgungsnetzwerks

Ziele des Netzwerks Als erstes sollten die Ziele des Netzwerks definiert werden. Dabei wird unterschieden zwischen System-, Struktur- und Leistungszielen.

1. Inhaltliche Ziele (*Systemziele*) beantworten die Frage »Was wollen wir mit unserem Netzwerk erreichen?« Z. B. Verbesserung der Versorgungsqualität, weniger Reibungsverluste durch schlechte Kommunikation und Kooperation, schlankere Versorgungsprozesse etc. Diese Ziele müssen aber auch die Ziele der einzelnen Netzwerkpartner berücksichtigen z. B. Verkürzung der Krankenhausverweildauer durch Verlagerung von Leistungen in den ambulanten Sektor, Gewinnung neuer Kunden oder Ausdehnung des Leistungsspektrums von Pflegediensten oder Pflegeeinrichtungen oder die Verbesserung der Reputation durch eine Steigerung der Versorgungssicherheit.
2. Gestaltung des Netzwerks (*Strukturziele*) fragt danach, wer im Netz mitarbeiten soll, alle Akteure im Gesundheitssystem und der Altenhilfe, oder nur eine Auswahl? Nach welchen Kriterien wird dann ausgewählt? Gibt es einen räumlichen Rahmen? Z. B. ein gesamter Landkreis oder das Einzugsgebiet einer Klinik? Welche Rechte und Pflichten haben die Netzwerkpartner?
3. Ziele bzgl. der Leistungen und Maßnahmen des Netzwerks (*Leistungsziele*) ergeben sich aus der Definition der inhaltlichen Ziele als logische Folge.

Je prägnanter die Ziele definiert und jedem Netzwerkpartner bekannt sind, desto größer sind der Zusammenhalt und die Arbeitsbereitschaft im Netzwerk. Allerdings ist die Zieldefinition ein Prozess, der entsprechend der Größe des Netzwerks bzw. mit der Anzahl der unterschiedlichen Netzwerkpartner mehr oder weniger Zeit erfordert.

1.7.3 Ein Netzwerk entsteht

Vernetzung ist der Prozess hin zu einem stabilen, funktionsfähigen Versorgungsnetzwerk. Dieser Prozess kann in verschiedene Teilschritte gegliedert werden:

1. Planung
2. Initiierung
3. Konstituierung
4. Normierung
5. Formalisierung

Die Planung beschreibt die Vorbereitung, die Initiierung und den Gedankenaustausch zwischen den ersten Netzwerkpartnern über Ideen und Vorhaben. Mit der *Konstituierung* wird es dann bereits konkreter. Es geht um die Zieldefinition, Corporate Identity und konkrete erste Maßnahmen. Bei der *Normierung* besprechen die Netzwerkpartner bereits feste Abläufe, Zuständigkeiten und Aufgaben. Schließlich wird mit der *Formalisierung* z. B. durch Kooperationsverträge ein rechtlicher Rahmen geschaffen. Die einzelnen Teilschritte müssen nicht hintereinander ablaufen. Viele Prozesse verlaufen parallel oder man muss wieder zu einem früheren Teilschritt zurück, weil nicht alle Netzwerkpartner auf dem gleichen Stand sind und sich somit im Netz nicht mehr wieder finden.

1.7.4 Führung von Netzwerken

Versorgungsnetzwerke benötigen eine *Führungspersönlichkeit* oder *-team*. Deren Aufgaben sind:

1. Regelmäßigen Kontakt und Austausch der Netzwerkpartner organisieren (Gruppendynamik),
2. Aufbereitung und Verteilung von Informationen an alle Netzwerkteilnehmer (Transparenz),
3. Delegieren von Aufgaben nach Stärken und Ressourcen,
4. Sicherstellen der vereinbarten Arbeitsschritte,
5. organisatorische Vorbereitung von Arbeitstreffen,
6. Ansprechpartner von Öffentlichkeitsarbeit und Imagepflege,
7. selbstkritische Überprüfung der Zielerreichung.

Der Vernetzungsprozess wird nicht immer reibungslos funktionieren. Selbst versierte »Netzwerker« können nicht alle Stolpersteine aus dem Weg räumen. Es treten Störungen in der Netzwerkarbeit auf und dauerhafte Kooperationen können scheitern, wenn einzelne Netzwerkpartner sich nicht ausreichend berücksichtigt fühlen. Diese Schwierigkeiten können und dürfen nicht unter den Teppich gekehrt werden, denn gerade im gemeinsamen Bewältigen von Schwierigkeiten und Konflikten liegt auch die Motivation für die künftige Zusammenarbeit. Die erfolgreiche Lösung von Problemen spornt an, sich weiter für das Netzwerk einzusetzen, und fördert somit Zusammenhalt, Vertrauen und Verlässlichkeit.

Fazit

> **Vernetzung ist unabdingbar – sie nützt allen**
> Sie bindet zunächst Zeit, spart aber mittelfristig Ressourcen.
>
> **Vernetzung muss Widerstände überwinden**
> Sie führt aber mittelfristig zur Harmonisierung der Beziehungen, da Reibungsverluste beseitigt werden.
>
> **Vernetzung ist ein Prozess, Stillstand führt zu Frustration**
> Dauerhafte Vernetzung erfordert politischen Rückenwind

1.8 Die Zukunft hat bereits begonnen – Trends im Versorgungsmanagement

Die gegenwärtige Entwicklung des Versorgungsmanagements ist durch die Vorschläge des SVR im »Gutachten 2009 des Sachverständigenrats zur generationsspezifischen Gesundheitsversorgung in einer Gesellschaft des längeren Lebens – Konsequenzen für die ambulante Versorgung der Zukunft« z. T. vorweggenommen und wird im aktuellen Gutachten (2012) fortgesetzt (http://www.svr-gesundheit.de). Dabei wird besonders Wert gelegt auf die *Schnittstellen* zwischen den ambulanten und stationären Sektoren. In einem »Zukunftskonzept einer koordinierten Versorgung mit regionalem Bezug« wird auf ein richtungweisendes *Anreizsystem* hingewiesen, bei dem »die beteiligten Leistungserbringer nicht isoliert auf eigene Rechnung, sondern für ein gemeinsames Budget arbeiten und dafür eine (Sektoren übergreifende) Pauschale erhalten. Die Integration der Versorgungsprozesse nimmt noch zu, wenn eine Versorgungseinheit ein umfassendes Angebot an präventiven und therapeutischen Leistungen einer Region anzubieten vermag« (Sachverständigengutachten 2009).

Ansätze für solche Versorgungsformen gibt es in vielen Regionen in Deutschland in unterschiedlicher Ausprägung. Die Vorstellungen eines Kostenträgers zu diesem Thema wurden beim ersten Fachkongress für Rehabilitationsforschung und Versorgungsmanagement am 06.07.2010 in Berlin deutlich. Dem Veranstalter ging es dabei vorrangig um die Versorgungssteuerung von Patienten im Anschluss an eine Akutbehandlung in die geeignete Rehabilitationsstruktur. Absicht ist die zielgruppengerechte Weiterversorgung von Patienten ohne Unter- und Überversorgung.

Auf der anderen Seite versuchen z. B. Sanitätshäuser durch das Angebot von Versorgungsmanagement über Case Manager dauerhafte Umsätze entlang der Versorgungskette chronisch Kranker zu sichern. Eine flächendeckende, umfassende Versorgung in einer Region ist dadurch allerdings nicht zu erreichen. Sanitätshäuser werden Patienten, die keine Hilfsmittel benötigen (z. B. junge psychisch kranke Menschen), nicht dauerhaft betreuen können und wollen. Deshalb müssen unabhängige übergeordnete Strukturen geschaffen werden.

Für die Umsetzung sind folgende Prämissen zu beachten:

1. Regionalität:
   Regionale Strukturdefizite können nicht zentralistisch gelöst werden.
   Lokale Besonderheiten müssen beachtet werden. Es sind regionale Gesundheitsziele zu definieren
2. Systemischer Ansatz:
   Vernetzung setzt Vertrauen als Basis der Zusammenarbeit voraus. Vertrauen muss sich erst entwickeln und kann nicht verordnet oder gar erzwungen werden. Die Politik muss dafür den notwendigen Rahmen schaffen. Die Umsetzung muss aber den Akteuren vor Ort überlassen bleiben.
3. Faire und verlässliche wirtschaftliche Bedingungen
   Die Kooperation muss sich für jeden einzelnen Partner lohnen. Investitionen müssen sich in absehbarer Zeit refinanzieren. Leistungsanbieter dürfen nicht überfordert werden. Die Einstiegshürden dürfen nicht zu hoch sein.

Die Einführung der *Spezialisierten ambulanten Palliativversorgung* bietet dazu viele Anschauungsbeispiele und kann insgesamt für das Versorgungsmanagement in Deutschland ein Voreiter sein.

Literatur

Ansen, H. (2001). Tätigkeitsprofil der Sozialarbeit im Krankenhaus. In: Reinicke, P. (Hrsg.). Soziale Arbeit im Krankenhaus. Vergangenheit und Zukunft. Freiburg i. Br.: Lambertus, S. 63–69.

Bender, S. (2003). Teamentwicklung – der effektive Weg zum »Wir«. München: dtv.

Blosser-Reisen, L. (Hrsg.) (1997). Altern. Integration sozialer und gesundheitlicher Hilfen. Bern: Huber.

Bühler, E. (2012). Sektorenübergreifende Palliativversorgung – Anforderungen und Umsetzung. In: Hellmann, W. (Hrsg.). Handbuch Integrierte Versorgung, 34. Aktualisierung. Heidelberg: medhochzwei Verlag.

Bundesministerium für Familie, Senioren, Frauen und Jugend (Hrsg.) (2001). Qualitätsmängel und Regelungsdefizite der Qualitätssicherung in der ambulanten Pflege; Band 226. Stuttgart: Kohlhammer.

BVMed Bundesverband Medizintechnologie e. V. (Hrsg.) (2002). Auswirkungen der transsektoralen integrierten Gesundheitsversorgung auf die Medizinprodukteindustrie – Eine Studie über Status Quo und Perspektiven. Roland Berger Consulting, Berlin, April bis Juli 2002.

Cornelius, I. (2003). Demografische Strukturveränderungen der Bevölkerung in Baden-Württemberg und Privathaushalte älterer und alter Menschen. Vortrag anlässlich der Fachtagung »Hauswirtschaftliche Dienstleistungen in Privathaushalten von Senioren – ein Zukunftsmarkt?« in Leinfelden-Echterdingen am 03.12.2003.

Deutsche Krankenhausgesellschaft (Hrsg.) (2003). Das Krankenhaus als Anbieter von Leistungen in der integrierten Versorgung nach § 140 a bis h SGB V. Materialiensammlung. 2. Aufl. Düsseldorf: Deutsche Krankenhaus Verlagsgesellschaft mbH.

Deutscher Berufsverband für Soziale Arbeit e. V. (DBSH) (2002). Qualitätsbeschreibung sozialprofessionelle Beratung. Essen.

Deutsches Netzwerk für Qualitätssicherung in der Pflege (DNQP) (Hrsg.) (2004). Expertenstandard Entlassungsmanagement in der Pflege einschließlich Kommentierung und Literaturanalyse. Osnabrück: Hochschule Osnabrück.

Deutsche Vereinigung für Sozialarbeit im Gesundheitswesen e. V. (DSVG) (Hrsg.) (2004). Positionspapier zum Entlassungsmanagement. Mainz.

Eisenreich, T. (2002). Die Karten werden neu gemischt. Die Einführung der DRGs zwingt Pflegedienste, sich im verändernden Pflege- und Gesundheitsmarkt strategisch neu zu positionieren. In: Häusliche Pflege 1: 14–20.

Ewers, M. & Schaeffer, D. (2000). Case Management in Theorie und Praxis. Bern: Huber.

Habermas, J. (1985). Der philosophische Diskurs der Moderne: zwölf Vorlesungen. Berlin: Suhrkamp.

Hartwig, W., Richter, U. & Schmoll, H.-J. (2002). Home Care Konzepte – Moderne Versorgungsalternativen in der Behandlung (schwer) kranker Patienten. 2. Aufl. München: Zuckerschwerdt.

Hibbeler, B. (2007). Ärztliche Versorgung in Pflegeheimen. In: Dtsch Arztebl 104 (48): A 300–302.

Jansky, M., Lindena, G. & Nauck, F. (2011). Stand der spezialisierten ambulanten Palliativversorgung (SAPV) in Deutschland. In: Z. Palliativmed. 12: 164–174.

Kathol, R. G., Perez, R. & Cohen, J. S. (2010). The Integrated Case Management Manual. Boston: Springer.

Katz, J. & Green, E. (1996). Qualitätsmanagement – Überprüfung und Bewertung des Pflegedienstes. Deutsche Ausgabe hrsg. von Dorothee Buckley-Viertel. München: Ullstein.

Klauber, J., Robra, B. P. & Schellschmidt, H. (Hrsg.) (2004). Krankenhausreport 2004. Stuttgart: Schattauer.

Kloepfer, A. & Schönhofer-Nellessen, V. (2008). 64. Aachener Hospizgespräch »Palliative care und Hospizarbeit«. Weilerswist: Verlag Velbrück Wissenschaft.

König, S. (Hrsg.) (2003). Praktizierte Versorgungsnetze. Hannover: Vincentz Network.

Köninger, H. & Stöcker, M. (2004). Patientenmanagement im Zeitalter der DRGs. In: Beck, Goldschmidt, Greulich, Kalbitzer, Schmid, Thiele (Hrsg.). Management Handbuch DRGs. 6. Aufl. Heidelberg: Economica, B 2310, S. 1–27.

Löcherbach, P. (2005). Case Management. Fall- und Systemsteuerung in der Sozialen Arbeit. 3. Aufl. München: Reinhardt.

Lusiardi, S. (2004). Überleitungsmanagement – Wege zur Umsetzung in die Praxis. München: Urban & Vogel.

Ministerium für Arbeit und Soziales Baden-Württemberg (2008). Konsenspapier – Allgemeine und Spezielle Palliativversorgung in Baden-Württemberg. Eigenverlag.

Ministerium für Arbeit und Soziales Baden-Württemberg (2004). Case und Care Management Eigenverlag.

Ministerium für Arbeit und Soziales Baden-Württemberg (Hrsg.) (2001). Geriatriekonzept Baden-Württemberg 2001. Grundsätze und Ziele zur Verbesserung der Versorgung alter, kranken Menschen sowie Bestand und Fortschreibung des Geriatriekonzepts aus dem Jahr 1989. Stuttgart.

Ministerium für Arbeit und Soziales Baden-Württemberg (2012). Hospiz- und Palliativversorgungskonzeption für Baden-Württemberg (unveröffentlichter Entwurf).

Nefidow, L. A. (2000). Der sechste Kondratieff: Wege zur Produktivität und Vollbeschäftigung im Zeitalter der Information. Sankt Augustin: Rhein-Sieg-Verlag.

Oberender, P., Schommer, R. & Da-Cruz, P. (2001). Eine Kooperation, die allen nutzt. Die sektorenübergreifende Zusammenarbeit zwischen Ärztenetzen, Senioren- und Rehabilitationseinrichtungen. In: f&w – führen und wirtschaften im Krankenhaus 5, 18: 223–226.

Powell, S. K. (2000). Case Management: A Practical Guide to Success in Managed Care. New York: Barnes & Noble.

Radbruch, L., Bausewein, C., Simon, S. T., Sipp, W., Wodarg, W. & Jünger, S. (2011). Europäische Empfehlungen zur Palliativversorgung. In: Z. Palliativmed. 12: 175–183.

Reinicke, P. (Hrsg.) (2001). Soziale Arbeit im Krankenhaus. Vergangenheit und Zukunft. Herausgegeben im Auftrag der Deutschen Vereinigung für den Sozialdienst im Krankenhaus. Freiburg i. B.: Lambertus.

Riedel, R., Schmidt, J. & Hefner, H. (Hrsg.) (2004). Leitfaden zur Integrierten Versorgung aus der Praxis. Köln: Rheinische Fachhochschule Köln.

Riet, N. van & Wouters, H. (2002). Case Management. Luzern: Interact Verlag für Soziales und Kulturelles.

Rifkin, J. (2000). Access: Das Verschwinden des Eigentums. Wenn alles im Leben zur bezahlten Ware wird. Frankfurt am Main: Campus.

Sozialgesetzbuch (SGB) (2003). Essen: C. W. Haarfeld.

Stöcker, M. (2002). Geriatrie – Bedeutung für den Gesundheits- und Pflegebereich. In: Fischer, Gerhardt, Greulich, Räpple, Schneider, Thiele, Ulmer, Degener-Hencke (Hrsg.). Management Handbuch Krankenhaus. Heidelberg: Economica, 48. Ergänzungslieferung, 1070, S. 1–22.

Wegleitner, K., Heimerl, K. & Heller, A. (2012). Zu Hause sterben – der Tod hält sich nicht an Dienstpläne. Ludwigsburg: der hospiz verlag.

Wendt, W. R. (Hrsg.) (1991). Unterstützung fallweise. Case Management in der Sozialarbeit. Freiburg i. B.: Lambertus.

Windolf, H. (2001). Sozialarbeit als Erfolgsfaktor im Wettbewerb. In: f&w – führen und wirtschaften im Krankenhaus 5, 18: 452–454

WKA Kliniken Aktiengesellschaft (Hrsg.) (2002). Wegweiser für Patienten und Angehörige. Bad Berleburg.

2 Umsetzung multiprofessioneller regionaler Netzwerke am Beispiel der SAPV

Martin Ehmer, Antje Kössl und Stefan Joneleit

§

> Der Anspruch gesetzlich versicherter Patienten auf eine Spezialisierte Ambulante Palliativversorgung (SAPV) ist in § 37b SGB V festgelegt und durch die Richtlinie zur Verordnung von SAPV durch den Gemeinsamen Bundesausschuss G-BA konkretisiert. Ebenso ist die Leistungserbringung im § 132d SGB V geregelt und durch die gemeinsamen Empfehlungen des Spitzenverbands der Krankenkassen im Einzelnen festgelegt worden. Dessen ungeachtet tut sich hier eine Lücke auf zwischen den normativen Verordnungsvorgaben und ihrer praktischen Umsetzung; denn der notwendige Prozess der Bildung eines interprofessionellen Netzwerkes vor Ort, das diese Leistungen dann tatsächlich zum Patienten bringt, ist nicht beschrieben. Die Initiative hierzu geht in der Regel von regionalen, in der palliativen Versorgung engagierten Leistungserbringern aus. Je nach Hintergrund des Initiators (Berufsgruppe und/oder Sektorenzugehörigkeit) ergeben sich naturgemäß Probleme, die sich aber in jedem Fall lösen lassen. Festzuhalten ist: Der Prozess der Netzwerkbildung verläuft zumeist spontan und evolutionär, aber auch mit allen Herausforderungen eines sich selbst organisierenden Systems.

Herausforderungen der Netzwerkbildung

Im Folgenden werden diese Herausforderungen der Netzwerkbildung aus der Sicht eines niedergelassenen Palliativmediziners am Beispiel »Freiburger Weg« beschrieben. Obwohl die professionelle Versorgung sterbender Menschen hohes persönliches Engagement und Professionalität verlangt, lässt sich die Bildung des Netzwerkes selbst auf ein klassisches betriebswirtschaftliches Prinzip mit all seinen theoretischen Aspekten reduzieren, nämlich: »Von der Geschäftsidee zum funktionierenden Geschäftsmodell.« Auf solche eher betriebswirtschaftlichen Aspekte wird in ▶ **Kapitel 4** ebenfalls am Beispiel »Freiburger Weg«, eingegangen.

2.1 Vorüberlegungen

Zu Beginn sollte eine wohl überlegte Projektumfeld-Analyse[1] stehen.

Projektumfeld-
Analyse

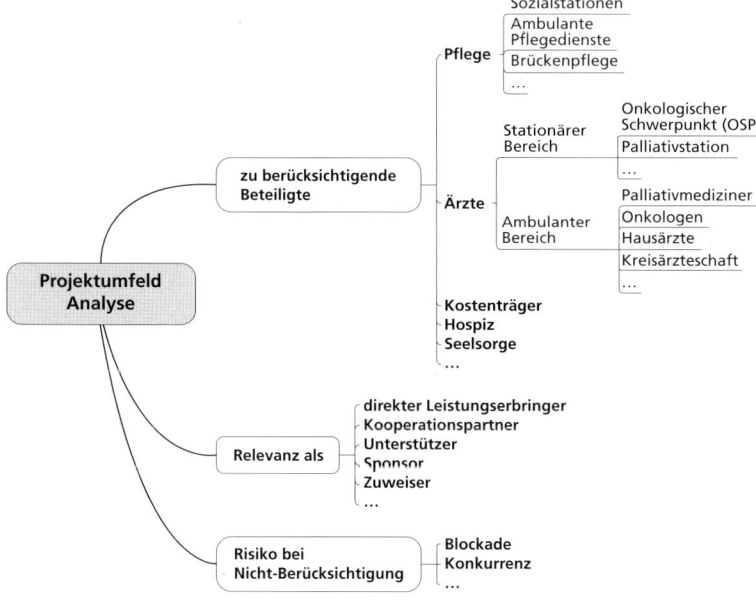

Abb. 2.1: Eine Mind-Map oder eine Matrix in Form einer Excel-Tabelle können hilfreich bei der visuellen Darstellung sein

Zu klärende Fragen sind:

- Welche Personen/Institutionen sind so wichtig,
  - dass sie mitarbeiten müssen
  - dass sie informiert werden müssen
- Welche Personen/Institutionen sind ansprechbar als
  - Leistungserbringer
  - Sponsor
  - politischer Unterstützer
  - Kassenvertreter
- Wie soll das Ehrenamt/welche Personen/Institutionen sollen ehrenamtlich eingebunden werden

---

1 Fachlich korrekt wäre der Begriff der »Stake Holder Analyse«.

2.2 Wie kommt man zusammen?

Nun soll über Professionen, Sektoren und Institutionen – und bei letzteren nicht nur über organisatorisch geprägte Einrichtungen, sondern auch über Menschen, die regional oder fachlich eine »Institution« darstellen – ein sehr verbindliches Netz aus allen Beteiligten entstehen. Schon im Aufbau entstehen Spannungen und es kommen Ängste hoch wie beispielsweise »Die Zusammenarbeit mit den anderen Professionen ist mir aber in dieser Form zu nah!«. Hat man schließlich in diesem Netz etwas gefangen, zeigen sich mehr Differenzen – denn dann kommt Spannung auf die Knotenpunkte des Netzes, und es wird offenbar, wer gewillt ist, mitzutragen.

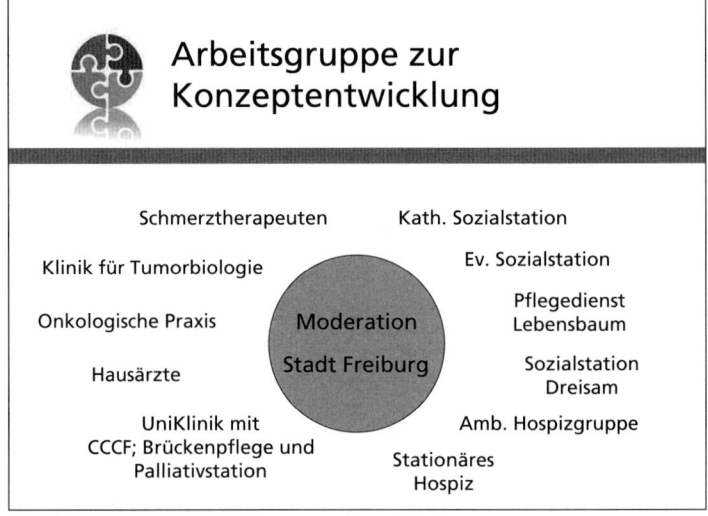

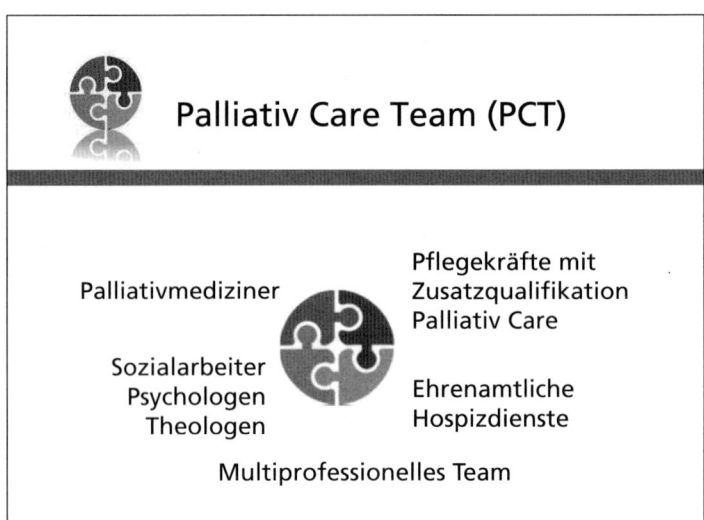

Abb. 2.2: Zusammensetzung der ersten Arbeitsgruppe im »Freiburger Weg«

2.3 Umgang mit scheinbarer Konkurrenz

Schon die bisherigen Darlegungen zeigen, dass eine neutrale, externe und qualifizierte Moderation für den Prozess der Netzwerkbildung sehr hilfreich sein kann. Dies mag wie zu Beginn beim »Freiburger Weg« eine politische Instanz sein.

> In diesem Fall war es der Sozialbürgermeister. Wichtig ist, dass das gemeinsame Ziel des Netzwerks, nämlich die Verbesserung der Lebensumstände Sterbender in der Region, nicht aus dem Blick verloren wird.

Bei der Moderation etwa durch einen Landrat sehen einige Beteiligte die erforderliche Neutralität schon nicht mehr als gegeben an, da eine Ungleichbehandlung zugunsten landkreiseigener Kliniken befürchtet wird. Eine berufsfeldfremde Moderationsinstanz könnte die pharmazeutische Industrie stellen, beispielsweise aus dem Bereich Medical Care Improvement. Weitere Varianten wären medizinische oder pflegerische Fachverbände sowie regionale Krankenkassen, wobei jedes Mal die Neutralität des Moderators in Frage gestellt werden kann. Je nach regionaler Gegebenheit sind die Empfindlichkeiten zu berücksichtigen bzw. aus dem Weg zu räumen, da der Konsens in Punkto Moderatorenwahl wesentlich dazu beiträgt, dass die Gründungsgruppe effizient und spannungsarm arbeiten kann.

> Moderation des Entstehungsprozesses

Diese Entscheidung ist die Basis für alle weiteren Prozesse. Die Räumlichkeiten eines Krankenhauses beispielsweise bieten sicherlich nicht die richtige Atmosphäre für ein erstes Treffen. Krankenkassen sind in diesem Zusammenhang auch nicht beispielhaft in Erscheinung getreten, obwohl diese sich im Prozess der Lösungsfindung zuständig fühlen müssten. Es sprechen daher in dieser Anschubphase viele Argumente für eine Unterstützung durch die pharmazeutische Industrie.

2.4 Finanzierung der Gründungsphase

Die Frage der Finanzierung eines Palliativ Care Teams in der Anlaufphase wird in ▶ **Kapitel 4** diskutiert werden. Das Finanzierungsproblem setzt aber bereits zu Beginn der Findungsphase ein. Schafft man die oben beschriebene notwendige Plattform, entstehen sehr schnell Kosten, deren Umlage auf die Beteiligten schwierig ist und in manchen Fällen sogar abschreckend wirken kann. Für die Unterstützung bei diesen Sachkosten bietet sich z. B. ein Industrie-Sponsoring an.

> Finanzierung und zeitlicher Aufwand in der Anlaufphase

Für den niedergelassenen Mediziner gilt es, den nicht unerheblichen Zeitaufwand für das Netzwerk mit seiner Tätigkeit in der Praxis zu vereinbaren. Und das bei unentgeltlichem Einsatz! Angestellte Ärzte oder Pflegekräfte müssen von ihrem Arbeitgeber für die Aufgabe entsprechend von anderen Aufgaben freigestellt werden, oder sie engagieren sich in ihrer Freizeit.

Fakt ist, dass aktuell die Umsetzung von SAPV allein auf dem Engagement der Leistungserbringer vor Ort fußt. Um also eine Leistung überhaupt anbieten zu können, auf welche die Versicherten einen gesetzlichen Anspruch haben und für die der Sicherstellungsauftrag auf die gesetzlichen Krankenkassen übertragen wurde, gehen die potenziellen Leistungsanbieter in Vorleistung. Zudem fließen diese Kosten der Gründungsphase in der Regel nicht in die später beschriebene Kostenkalkulation des Palliativ Care Teams ein. Da durch die Kassen keine Anschubfinanzierung geleistet wird und diese auch in Zukunft wohl nicht zu erwarten ist, ist an dieser Stelle ganz klar die Politik gefordert. Die Auswirkungen dieser Schwierigkeiten auf die Umsetzung der SAPV wurden bereits an anderer Stelle ausführlich diskutiert (beispielsweise Reinfelder-Weniger (2009) oder Eichner et al. (o. J.)).

> Unter den aktuellen Rahmenbedingungen sollte frühzeitig eine Organisationsform gefunden werden, die Gelder – neben Industrie-Sponsoring sind dies vor allem Spenden – für den Aufbau der SAPV annehmen und verteilen kann. Davon unberührt sollte man auch einen finanziellen Anschub durch die Krankenkassen fordern.

2.5 Kontinuität und Wandel in der Entwicklungsphase

Retrospektiv sind zwei Fragen besonders interessant: Wer aus der Gründungsphase arbeitet letztlich dauerhaft im aktiven Palliativ Care Team mit? Wer kommt während der Aufbauphase noch hinzu? Zum einen zeigt sich daran, wie gut die Auswahl der eingangs genannten notwendigen Beteiligten war. Zum anderen wird dadurch deutlich, wie wichtig von Anfang an eine umfassende und klare Information zum Thema SAPV bei den Interessierten ist. Wegen des hohen gesellschaftlichen Ansehens der Palliativversorgung wollen zu Beginn viele mit dabei sein. Wer nicht verstanden hat, dass es »nur« um die Etablierung von SAPV nach § 37b SGB V geht, kann leicht vom Ziel abkommen. Konkret heißt das, dass beispielsweise Arbeitsgruppen ihre Aufgabenstellungen aus dem Blickfeld verlieren. Statt die Strukturen eines Palliativ Care Teams zu diskutieren, wird über Hospizversorgung oder die

Verbesserung der allgemeinen Palliativversorgung debattiert. Schließlich liegt in ihr nicht nur eine große menschliche Hoffnung, sondern auch hohe Ansprüche an ihr reibungsloses zeitnahes Ineinandergreifen der Disziplinen. Sobald klargestellt wird, dass es zunächst »nur« um SAPV nach § 37b SGB V geht, ist die Enttäuschung oft groß, da dies kein Gesamtpaket im Sinne von »Total Care« darstellt. Die Ernüchterung vieler anfangs engagierter und auch praktisch gern tätiger Menschen, die dann eben nicht mehr dabei sind, lässt sich mit einer Analogie zu einem anekdotischen Erlebnis des Autors im Religionsunterricht verbildlichen: »Jesus sprach von der Liebe, und es kam die Kirche!« Auf unsere Thematik bezogen, heißt dies: Wir träumen von umfassender Palliativversorgung, und es kommt – SAPV nach § 37b SGB V, die nur beim Vorhandensein eines Vertrags nach § 132d SGB V unter Berücksichtigung der G-BA-Richtlinie zur Verordnung von SAPV nach entsprechenden Unterschriften erbracht werden kann.

In diesem Zusammenhang kommt bisweilen auch die Frage auf, inwieweit die Palliativversorgung kommerzialisiert werden muss oder darf. Oft war Palliativmedizin eher ein Hobby, das mit viel persönlichem Herzblut und zeitlichem Engagement, aber auch nur wenig Dokumentation ausgeübt wurde. Nun sollen Dokumentation und Abrechnung standardisiert werden. Für viele Erbringer scheint damit die Einmaligkeit ihrer Arbeit an Wert zu verlieren. Dabei wird übersehen, dass ja das persönliche Engagement und seine individuelle Art der Versorgung von SAPV-Patienten in keiner Weise tangiert werden.

Konfliktpotenzial steckt auch in der Frage: Wie passen ehrenamtliche und bezahlte Leistungserbringer zusammen? Um Neid »Der/die macht das nur des Geldes wegen« zu vermeiden, ist die Transparenz des Entwicklungsprozesses immens wichtig. Es muss eben immer und immer wieder kommuniziert werden, dass es um nichts anderes geht als darum, einen gesetzlich definierten Versorgungsauftrag zu erfüllen. Die inhaltliche Diskussion des Konzeptes Palliativversorgung ist zweifellos notwendig und sinnvoll, aber in diesem Rahmen nicht zu leisten. Dafür bieten sich beispielsweise Runde Tische unter der Schirmherrschaft der Lokalpolitik an (vgl. Beispiel Esslingen, ► **Kapitel 5**).

Fazit: Es muss schon zu Beginn des Prozesses allen potenziell Beteiligten sehr klar das Ziel der Initiative nahe gebracht werden und frühestmöglich ein Projektmanagement mit entsprechenden Verantwortlichen implementiert werden. Die wertvolle und – wie diskutiert – ehrenamtlich erbrachte Ressource Zeit soll möglichst zielführend eingesetzt werden.

2.6 Festlegung des Versorgungsgebiets

Im Rahmen der Projektumfeld-Analyse sollte man sich schon zu Beginn Gedanken machen, welches Gebiet das zukünftige Palliativ Care Team versorgen kann. Damit entscheidet man nicht nur über den Kreis der zu beteiligenden und zu informierenden Personen und Institutionen, sondern es stellt sich damit auch die Frage der Organisationsstruktur. Möglicherweise macht es Sinn, mehrere kleinräumige Versorgungsregionen in einer Satelliten-Struktur überörtlich zusammenzufassen. Dabei muss man sich aber bewusst sein, dass der hier beschriebene Prozess der Netzwerkbildung exponentiell an Komplexität zunimmt.

2.7 Führungsstil

Führungsstil

Zunächst steht die Frage im Vordergrund, wer die Führung übernimmt. Das muss übrigens nicht zwingend der Initiator sein. Die Klärung der Führungsfrage in einem Palliativ Care Team ist eine sensible Herausforderung; denn einerseits gibt es innerhalb einer solchen Gruppe a priori keine hierarchische Ordnung und keine Weisungsbefugnis. Andererseits aber ist Führung für den Projekterfolg notwendig: Es müssen nämlich fortwährend Entscheidungen getroffen werden, die Konsens schaffen und Verbindlichkeit erzeugen.

Nun zu den Details der Führungsstruktur: Einzelne Beteiligte sind je nach Persönlichkeit gewohnt, autoritär geführt zu werden. Ja, sie erwarten diesen Führungsstil sogar. Andere sind wiederum Individualisten und können nur bedingt mit einem straffen Führungsstil umgehen. Diese gegensätzlichen Erwartungen an Führung bedingen einen Wechsel zwischen den Führungsstilen und machen es gleichzeitig schwierig. Nicht nur bei den Führenden, auch bei den Geführten in der Gruppe entstehen nämlich Irritationen, die manchmal sogar zum völligen Rückzug einzelner Personen führen können. Um ein gemeinsames Verständnis für die notwendige Führungsstruktur zu erreichen, sollte man im Sinne einer größtmöglichen Transparenz in einer sehr frühen Phase des Prozesses folgende Fragen ansprechen:

- In welchem Maß kann/muss autoritär geführt werden?
- Wie viel Basisdemokratie verträgt die Netzwerkbildung?
- Welche Profession führt? Durch welche Person und durch welchen Sektor? (Diese Frage ist mit der meisten Emotionalität verbunden!)
- Wie wird die Legitimation geschaffen und bestätigt (z. B. für Verhandlungen mit Kassen oder zur Vertretung in Interessengemeinschaften)?

- Wer sind die Entscheidungsträger?
- Wer kommuniziert Entscheidungen?
- Wie wird generell kommuniziert?
- Arbeiten alle ehrenamtlich? Oder gibt es für bestimmte Tätigkeiten/ Funktionen Aufwandentschädigungen?

2.8 Zeitachse

Aus der eigenen Erfahrung lässt sich sagen: Je mehr unterschiedliche und womöglich konkurrierende Leistungserbringer es in einer Region gibt, desto größer ist der Zeitaufwand, um alle in ein Boot zu holen und darin zu halten. Dies gilt umso mehr, je eher die Versorgung in der Region als »ausreichend« empfunden wird. Betrachtet man die vorher diskutierten Punkte, insbesondere unter dem Aspekt der Entscheidungsfindung, so wird schnell klar, dass eine möglichst geringe Zahl beteiligter Personen und Institutionen eine möglichst rasche regionale Umsetzung der SAPV begünstigt. Das bezieht sich jedoch nur auf die Zeit der Initialisierung, nicht aber auf die Qualität der späteren Versorgung.

> Zeitachse der Netzwerkbildung

Ein weiteres den Projektprozess begleitendes Problem ist das unterschiedliche Frustrationspotenzial: Je mehr Zeit der Prozess benötigt, desto frustrierender wird es für den Einzelnen. Andererseits ist aber die Zeit ein immens wichtiger Faktor für die Vertrauensbildung. Vertrauen baut sich nämlich bei einer solchen Zusammenarbeit nicht nur über das Erleben konkreter Situationen auf, sondern über die Dauer einer Zusammenarbeit.

Ein enormes Frustrationspotenzial steckt aber auch in dem Umstand, dass man sich oft zu schnell am Ziel wähnt. Wir betreten hier in vielerlei Hinsicht Neuland: Eigentlich weiß niemand, wo genau das Ziel dieses »Hindernisparcours« liegt. Um im Bild zu bleiben: Nach jeder Kurve hofft man, am Ziel zu sein. Aber es geht dann doch noch weiter – etwa weil bestimmte Personen fehlen, notwendige Qualifikationen nachgewiesen werden müssen, sich Entscheidungen beteiligter Institutionen verzögern und vieles andere mehr. Da es so viele Gründe für Verzögerungen gibt, ist ein hohes Maß an Gelassenheit nötig. Doch man kann in einem solchen Prozess auch wachsen, muss dafür aber gezielt seine Kräfte einteilen.

Ein probates Mittel, um diesem Frustrationspotenzial entgegenzuwirken, ist das frühzeitige Einsteigen in die reale Versorgung von Patienten mit Anspruch auf SAPV: Existiert nämlich eine den Anforderungen genügende Minimalstruktur, können Patienten sehr wohl auf der Basis einer Kostenerstattung versorgt werden. Es könnte theoretisch in einem Einzelfall notwendig werden, den Anspruch des Patienten vor dem Sozialgericht einzuklagen. Das Erfolgserlebnis, das aus einer erbrachten

Versorgung resultiert, stärkt die Freude am gemeinschaftlichen Tun. Außerdem unterstützt man damit ein organisches Wachsen des Palliativ Care Teams.

i | Die Ultima Ratio auf dem Weg zum Vertragsabschluss wäre eine »Ersatzvornahme« (Thöns o. J.), also eine Anweisung an die Krankenkassen durch das Sozialministerium, einen Vertrag nach § 132d SGB V abzuschließen. Dieses Szenario ist aber derzeit in Baden-Württemberg nicht relevant.

2.9 Kostenträger

Rolle der Kostenträger bei der Netzwerkbildung

Einige Schwierigkeiten, die aus dem Umgang mit den Kostenträgern und deren Haltung zur SAPV herrühren, wurden bereits angesprochen, sollen aber an dieser Stelle aufgrund ihrer großen Bedeutung noch einmal detailliert beleuchtet werden:

Erstens ist das fehlende Engagement der Kassen bei der Schaffung einer Plattform zu nennen. Regional mag das Engagement der verschiedenen gesetzlichen Krankenkassen sicherlich unterschiedlich sein. Die Erfahrung der Autoren zeigt aber, dass hier seitens der Krankenkassen viele Chancen ungenutzt vergeben worden sind. Das (historisch gewachsene) Verhältnis zwischen niedergelassenen Ärzten und Krankenkassen ist eher ein gespanntes und von gegenseitigem Misstrauen geprägtes. Sich hier aktiv in die Gestaltung des Netzwerks einzubringen, wäre für die Krankenkassen ein großer Schritt gewesen, dieses Verhältnis zu verbessern. Immerhin hätte dabei die Möglichkeit bestanden, aus der Sicht der Kassen die eigenen Bedürfnisse, Probleme und Erwartungen mit den Leistungserbringern zu erörtern. Leider ist es nicht selbstverständlich, Räume zur Verfügung gestellt zu bekommen. Wie bereits gesagt, ist die Bildung eines Palliativ Care Teams ein anspruchsvoller Lernprozess. Zweitens ist die fehlende Anschubfinanzierung vorzubringen: Dieser Mangel ist eine Folge fehlender Rahmenbedingungen, mithin in erster Linie ein politisches Problem. Dessen ungeachtet wäre es bei Verhandlungen miteinander auf Augenhöhe nur recht und billig, die vor Ort nötige Anschubfinanzierung in die Vergütung der behandelten Fälle einzubeziehen. Stattdessen wird eher bereits von Anfang an seitens der Krankenkassen sehr knapp kalkuliert. Erschwerend kommt hinzu, dass das Niveau der Vertragsverhandlungen auf Landesebene in der praktischen Umsetzung auf Sachbearbeiterebene oft nicht erreicht wird, sondern eher mit einer »Buchhaltermentalität« zu kämpfen ist.

2.10 Kooperation Pflegeheim – SAPV

Dem Thema der Kooperation zwischen Pflegeheimen und SAPV sollte eigentlich ein eigenes Kapitel gewidmet werden. Es folgen hier nur zwei wesentliche Gedanken dazu: Der Bedarf an palliativer Versorgung – allein schon in rein schmerztherapeutischer Hinsicht – ist in Pflegeheimen enorm (siehe dazu beispielsweise Beckers (2008)) und wird in Zukunft weiter steigen. Werden hier die Chancen einer Zusammenarbeit erkannt, ist das ein Gewinn für beide beteiligte Institutionen, sowohl für die dort Arbeitenden als vor allem auch für die Patienten, die in der Versorgung davon profitieren.

2.11 Brückenpflege und SAPV

Provokativ hätte man diesen Aspekt der Zusammenarbeit auch »Segen oder Fluch« betiteln können. Die Brückenpflege ist eine baden-württembergische Besonderheit[2]. Als gut etablierte Struktur ist sie – falls vor Ort vorhanden – in diesem Bundesland mit ihren jeweiligen Befindlichkeiten bei der Umsetzung von SAPV ein kritischer Erfolgsfaktor. Der »Segen Brückenpflege« für die SAPV lässt sich an drei Punkten festmachen:

Rolle der Brückenpflege bei der Netzwerkbildung

- an der hohen Qualität von Struktur und Versorgung,
- an den vorhandenen Kontakten über die Sektorengrenze ambulant-stationär,
- an der hohen Fachkompetenz.

Leider steht dem – und das ist sicherlich ein nicht unbedingt zu verallgemeinerndes regionales Empfinden – auch der »Fluch Brückenpflege« gegenüber: Gerade aus den oben genannten Punkten kann ein Selbstverständnis im Sinne von »Das können wir doch auch«, und »Das machen wir schon immer!« entstehen, welches in Verbindung mit der Angst vor einem möglichen Arbeitsplatzverlust (Schuldiger wäre dann die SAPV, nicht aber bestimmte politische Rahmenbedingungen) lähmend wirkt. In einem solchen Klima gedeihen Gerüchte, werden Entwicklungen schlechtgeredet, blockiert oder gar torpediert. Man kommt in diesem Kontext zwangsläufig wieder auf die Punkte Transparenz und Führung zurück. Je nach regionaler Situation schlägt dabei das Pendel

---

2 Es gibt zwar auch in anderen Bundesländern eine Überleitungspflege für onkologische Palliativpatienten, die in Pilotprojekten schon vor dem Jahr 2007 SAPV-ähnliche Strukturen aufgebaut haben (Dresdner Brückenkonzept; (Weatherley et al. 2007), das Modell der Brückenpflege ist aber tatsächlich eine baden-württembergische Besonderheit.

entweder in Richtung »Segen« aus – wenn die Umsetzung von SAPV auf der vorhandenen Struktur der Brückenpflege aufsetzen und damit sehr schnell erfolgreich sein kann – oder es bewegt sich in Richtung »Fluch«, wenn die Umsetzung verzögert oder gar verhindert wird.

2.12 Struktur und Psychologie

Initiale Netzwerk-
struktur

In diesem Zusammenhang ist ein weiterer kritischer Aspekt das oft praktizierte Modell der Stellenhülsen: Hierbei wird eine notwendige und/oder finanzierbare Anzahl von Stellen für qualifizierte Pflegekräfte im Palliativ Care Team geschaffen, die aber de facto anteilig durch Pflegekräfte der Brückenpflege, von Sozialstationen und ambulanten Pflegediensten im Delegationsverfahren besetzt werden. Es ist psychologisch nachvollziehbar, dass dabei natürlich die Loyalität der so eingesetzten Pflegekräfte ihrem primären Arbeitgeber gilt. Banal gesagt »Wes Brot ich ess', des Lied ich sing'.« Man sieht sich also im Palliativ Care Team mit der Situation konfrontiert, dass durch eine solche Delegation von Arbeitskräften die oftmals unterschwellig vorhandenen Spannungen, Diskrepanzen und Konkurrenzsituationen der beteiligten Institutionen in das Palliativ Care Team getragen werden. Realität ist, dass zwar nach außen beim Thema SAPV zwischen den Institutionen Einigkeit herrscht, man sich aber – davon unberührt – in der Region gegeneinander abgrenzen will oder muss. Dieses Spannungsverhältnis aus Kooperation und Konfrontation wird, wenn es auf die einzelnen Pflegekräfte übertragen wird, zum Problem für die Teambildung innerhalb der SAPV: Nicht nur, dass man Situationen voller Herausforderungen in der Versorgung schwerstkranker, sterbender Menschen bewältigen soll, nein, das Miteinander der Pflegekräfte wird noch dadurch erschwert, dass aufgrund der Delegation von Pflegekräften eine Kombination aus »Routinetätigkeit« und SAPV-Versorgung entsteht. Damit gehen Motivationsprobleme einher; denn die unterschiedlichen Vergütungen werden wahrgenommen und wirken negativ auf die Motivation. Wenn dann noch die grundsätzliche Angst vor Veränderungen hinzukommt, sind die Ausgangsbedingungen für eine erfolgversprechende Zusammenarbeit in einem Palliativ Care Team eine maximale Herausforderung.

Zusammenfassend kann man sagen, dass eine Organisationsform, bei der die Pflegekräfte ausschließlich Angestellte des Palliativ Care Teams sind, bezüglich Effektivität und Effizienz der Versorgung sicherlich zu bevorzugen wäre, aber immer unter der Prämisse der regionalen Umsetzbarkeit.

Literatur

Beckers, D. (2008). Palliative Wege: Kompetenzen für morgen; Studie über die bedarfsgerechte Qualifizierung von Hospiz- und Palliativversorgung. Freiburg.

Eichner, E., Herrlein, P., Müller, A., Schönhofer-Nellessen, V. & Sitte, T. (o. J.). http://www.ahpv.de, Zugriff am 23.07.2011 von 13 Aachener Thesen zu SAPV, Augsburger Hospiz- und Palliativversorgung e. V., http://www.ahpv.de/informationen/aapv-sapv/spezialisierte-ambulante-palliativversorgung/13-aachener-thesen-zur-sapv.html.

Reinfelder-Weniger, H. (2009). 67. Bayerischer Ärztetag. Bericht über die Umsetzung der SAPV in Erlangen. 7.–9. Oktober 2009. Ingolstadt.

Thöns, M. (o. J.). Offener Brief zur Umsetzung der SAPV. http://www.direktzu.de/kanzlerin/messages/kassen-verweigern-sterbenden-recht-auf-spezialisierte-sterbebegleitung-20243, Zugriff am 13.07.2011.

Weatherley, J. N., Seiler, R., Meyer-Lutterloh, K., Schmid, E., Lägel, R. & Amelung, V. (2007). Leuchtturmprojekte Integrierter Versorgung und Medizinischer Versorgungszentren. Berlin: Medizinisch Wissenschaftliche Verlagsgesellschaft (MWV).

3 Brückenpflege – der Sonderweg in Baden-Württemberg. Wie hat sich daraus die SAPV weiterentwickelt?

Irene Wandel

3.1 Brückenpflege

Die Brückenpflege wurde in Baden-Württemberg zur Verbesserung der Versorgung schwerstkranker Tumorpatienten beim Übergang von der stationären in die häusliche Betreuung etabliert. Sie stellt eine enge Verbindung her zwischen Klinik und häuslichem Umfeld.

Der Übergang vom Krankenhaus in die Häuslichkeit soll durch eine gute Entlassungsvorbereitung wohlorganisiert und reibungslos für die Betroffenen vonstatten gehen. Lange Krankenhausaufenthalte und Wiedereinweisungen sollen vermieden und auf Wunsch der Betroffenen das Sterben zuhause ermöglicht werden. Das Ziel ist, die häusliche Versorgung so zu optimieren, dass es im Vergleich zur stationären Betreuung zu keiner Qualitätsminderung kommt.

3.1.1 Gründe der Entstehung

Patienten und ihre Familien ziehen eine ambulante Behandlung und Pflege – bei entsprechend vorhandenen Rahmenbedingungen – fast immer vor. In häuslicher Umgebung bleiben Lebensqualität, persönliche Selbstständigkeit und ein positives Selbstwertgefühl eher gewahrt als im Krankenhausbetrieb.

Probleme der Entlassungsvorbereitung

Als ein wichtiges Problem war erkannt worden, dass schwerkranke Tumorpatienten schlecht vorbereitet nach Hause entlassen wurden. Die allgemein eher schlechte Zusammenarbeit zwischen stationärem und ambulantem Bereich hat sich hier noch deutlicher gezeigt als bei anderen Patienten. Den speziellen Bedürfnissen dieser Patientengruppe wurde, wenn überhaupt geschehen, die übliche Entlassungsvorbereitung durch den Sozialdienst im Krankenhaus nicht gerecht. Hausärzte und ambulante Pflegedienste waren nicht ausreichend oder viel zu kurzfristig informiert über die besonderen Behandlungs- und Betreuungsanforderungen. Notwendige Hilfsmittel wurden nicht oder zu spät organisiert, um noch zeitgerecht Nutzen zu bringen. Die Unkenntnis über vorhandene Betreuungsmöglichkeiten im häuslichen Bereich und ihre unterschiedliche Finanzierung führte dazu, dass Angebote gar nicht wahrgenommen oder falsche Erwartungen geweckt wurden. Oft hat dies eine Entlassung ganz verhindert.

Auch die Betreuung zuhause war nur unzureichend. Hausärzten und ambulanten Pflegediensten fehlt in der Regel das erforderliche Spezialwissen über die vorhandenen Diagnosen, ihre jeweils spezifischen Symptome, Therapie- und Pflegemöglichkeiten, aber auch über den Umgang mit Todkranken und ihren Familien. Traten schwierige Probleme oder Notfallsituationen auf, blieb als einziger Ausweg oft die Einweisung in die Klinik.

Probleme der häuslichen Versorgung

Das Umfeld der Patienten war weitgehend alleingelassen und überfordert mit der Koordination der Gesamtversorgung und dem Management der häuslichen Situation. Die schwer belastende Situation der Angehörigen, für den Sterbenskranken verantwortlich und mit den eigenen Sorgen, Fragen und der daraus entstehenden Hilflosigkeit weitgehend alleine zu sein, führte sehr oft zu immer wiederkehrenden Einweisungen der Patienten in ein Krankenhaus. Es sollten daher verschiedene Versorgungsmodelle erprobt werden, um die vorhandenen Defizite auszugleichen.

1985 wurden erstmalig Einzelprojekte in Baden-Württemberg gefördert, die sich der häuslichen Versorgung schwerkranker Tumorpatienten widmeten. Diese Initiativen waren Teile des »Aktionsprogramms Krebsbekämpfung« der Landesregierung.

Daran anschließend rief das Sozialministerium Baden-Württemberg 1990 das Programm »Häusliche Betreuung schwerkranker Tumorpatienten« ins Leben, das mithilfe des Krebsverbandes Baden-Württemberg e.V., der Robert-Bosch-Stiftung und der Deutschen Krebshilfe e.V. durch konkrete Versorgungsmodelle in fünf Regionen umgesetzt wurde. In der begleitenden Evaluation (vgl. Universität Heidelberg, 1996) konnte eine eindeutige Verbesserung der Versorgung, verbunden mit kürzeren und geringeren Krankenhausaufenthalten, nachgewiesen werden.

Das Modell der Brückenpflege wurde 1994 als zielführend angesehen und als Standardversorgung in Baden-Württemberg eingeführt. Ursprünglich sollte diese Möglichkeit flächendeckend in Baden-Württemberg eingerichtet werden, wurde dann aber in die Tumorzentren und onkologischen Schwerpunkte eingegliedert, sodass nur Patienten in deren Einzugsgebiet, d. h. in größeren Städten und ihrem Umfeld, davon profitieren.

Heute gibt es 20 Teams der Brückenpflege an 16 Standorten in Baden-Württemberg. Sie sind von den Krankenkassen in die Regelversorgung aufgenommen und werden über das jeweilige Krankenhausbudget finanziert.

i

3.1.2 Arbeitsinhalte

Brückenpflege hat folgende Aufgaben:

Aufgaben der
Brückenpflege

- Strukturierte und auf die speziellen Bedürfnisse der Patienten und Angehörigen abgestimmte Entlassungsvorbereitung in der Klinik,
- regelmäßige Besuche zuhause oder telefonischen Kontakt durch eine konstante Bezugsperson,
- Beratung zu allen mit der Erkrankung verbundenen Fragen,
- Symptomkontrolle und Überwachung der medikamentösen Therapie,
- enge Zusammenarbeit mit Haus- und Klinikärzten und ambulanten Pflegediensten,
- psychische Unterstützung von Patienten und Angehörigen,
- Rufbereitschaft rund um die Uhr.

3.1.3 Teamstruktur

Qualifikationen der
Brückenpflege-
Fachkräfte

Brückenpflegeteams umfassen regional unterschiedlich drei bis acht Personalstellen. Sie bestehen ausschließlich aus Gesundheits- und Krankenpflegekräften. Viele haben eine Zusatzqualifikation als Fachkrankenschwester/-pfleger für Onkologie, aber zumindest eine Weiterbildung in Palliativ Care. Die meisten haben langjährige berufliche Erfahrungen auf onkologischen Stationen gesammelt. Mindestanforderung ist eine 5-jährige Berufserfahrung in onkologischer und/oder ambulanter Pflege. Auffallend ist, dass die einzelnen Mitarbeiter einerseits schon mit viel Berufserfahrung in diesen Arbeitsbereich kommen und andererseits auch viele Jahre dabei bleiben. Es liegt also in den meisten Brückenpflegeteams eine außergewöhnlich hohe Fachlichkeit, gepaart mit menschlicher Reife vor. Dies trägt sicherlich auch zum Erfolg der Brückenpflege in Baden-Württemberg bei.

3.2 Besonderheiten bei der Überleitung und Versorgung von Palliativpatienten

Die Betreuung von Palliativpatienten, insbesondere von schwerstkranken, ist eine Herausforderung für die Betreuer.

3.2.1 Überleitung

Die Vorbereitung der Entlassung aus dem Krankenhaus in das häusliche Umfeld wird bei Palliativpatienten erschwert durch den Zeitaufwand, die Emotionalität, die Komplexität und rasche Veränderbarkeit der Situation, verbunden mit seltenen und spezifischen medizinischen und pflegerischen Problemen (vgl. dazu Henkelmann 2010, S. 19). Sie benötigt spezielles Fachwissen und Erfahrung in der Überleitung komplexer Situationen.

Herausforderungen der Entlassungsvorbereitung

- Es sind sehr hohe Koordinationsleistungen erforderlich, da viele Schnittstellen durch oft vielfältig notwendige Dienste und Personen entstehen.
- Patienten, Angehörige und fachfremde Berufsgruppen können die pflegerisch-medizinische Situation und aktuellen medizinischen Notwendigkeiten einschließlich der dazu erforderlichen Medizingeräte nicht erfassen. Sie können aber auch nicht die weitere Entwicklung überblicken, um sinnvolle und weitreichende Planungen und Entscheidungen zu treffen und in die Wege zu leiten.
- Umfassende Pflege wie Nachtwache, 24-Stunden-Pflege, spezielle Behandlungspflege sind regional nur sehr unterschiedlich verfügbar, qualitativ unterschiedlich ausgestattet und ausgestaltet.
- Instabile, sich rasch verändernde Krankheitsverläufe und Symptome erfordern oft eine kurzfristige Änderung der gesamten Entlassungsplanung.
- Die immer schwierige psychosoziale Situation erfordert ein besonderes Feingefühl und Verständnis.

3.2.2 Versorgung

Palliativ Care umfasst verschiedene Aspekte, die bei dem Angebot einer Versorgung, der konkreten Betreuung und auch bei der Auswahl der Mitarbeiter bedacht werden müssen. Sie umfasst körperliche, psychosoziale, spirituelle, kulturelle, ethische, organisatorische, pädagogische und gesellschaftliche Problemfelder.

Herausforderungen der häuslichen Versorgung

- Symptomkontrolle beinhaltet auch die Rückkopplung mit anderen im Haushalt tätigen Leistungserbringern. Die entsprechend getroffenen Änderungen und Entscheidungen und die stetigen Anpassungen an das individuelle Geschehen beim Patienten müssen kommuniziert werden.
- Psychosoziale Unterstützung und spirituelle Begleitung nimmt einen großen Raum ein. Dies ist primär, aber nicht nur, die Aufgabe von Psychologen und Seelsorgern. Viele Patienten und Angehörige haben den Wunsch, kompetente Ansprechpartner gerade bei den nächsten Betreuenden, den Ärzten und Pflegenden, zu haben.

- Angehörige oder sonstige Bezugspersonen des Patienten haben eine überaus wichtige Rolle, weil sie die Hauptlast der Versorgung tragen und ohne sie eine Versorgung zuhause oft gar nicht geleistet werden kann. Auch sie brauchen Unterstützung, Zuwendung und Ermutigung, weil auch sie sich in einer Ausnahmesituation mit stark belastenden Momenten befinden und oft überfordert sind. Kinder und Jugendliche als Angehörige brauchen spezielle Hilfsangebote. Sie müssen in das tägliche Geschehen einbezogen werden und brauchen altersgerechte Erklärungen, soweit sie das möchten. Die Arbeit mit und für die Angehörigen ist nicht selten zeitintensiver und anspruchsvoller als die Betreuung des Patienten selbst.
- Die Einbindung in ethische Fragestellungen ist alltäglicher Bestandteil. Die hier eher übliche passive Haltung der Pflegekräfte muss in der Palliativbetreuung durchbrochen werden (vgl. dazu Henkelmann 2010, S. 47). Die ständige Konfrontation mit Themen wie z. B. Therapieabbruch, Flüssigkeitssubstitution oder Sedierung fordert eine persönliche Meinungsbildung und auf Wunsch ein aktives Unterstützen bei den Entscheidungsprozessen einer Familie.
- Lebensqualität und die Vorstellungen und Wünsche des Patienten dazu stehen an erster Stelle bei allem palliativmedizinischen Tun. Dies erfordert bei den professionell Tätigen oft ein Umdenken und Abweichen von Standards und Leitlinien der »richtigen und korrekten« Vorgehensweise. Dies spiegelt sich nicht nur in den konkreten Handlungen der Akteure wider, sondern erfordert vor allem eine entsprechende innere Haltung. Vorgehensweisen müssen individuell und kreativ im Einvernehmen mit dem Patienten vorgenommen – oder unterlassen – werden.

3.2.3 Erforderliche Rahmenbedingungen

Um eine gute Versorgung von schwerkranken Menschen im häuslichen Umfeld leisten zu können, muss eine Reihe von Voraussetzungen erfüllt sein:

Erforderliche Versorgungsstrukturen

- Belastbare und verlässliche Versorgungsstrukturen,
  - Erreichbarkeit der beiden Professionen Arzt und Pflege zu jeder Zeit,
  - hohe Flexibilität und Anpassung an die Bedürfnisse der Patienten,
  - enge, vertrauensvolle und gleichberechtigte Zusammenarbeit der verschiedenen Professionen,
  - hohe Motivation, Leistungsbereitschaft und Empathie der Mitarbeiter,
  - »Positive Einstellung zu den häufig schnellen und überraschenden Wendungen von Zustand, Versorgungsbedarf, Symptomen, Symptomeinstellungen und psychosozialer Situation« (Henkelmann 2010, S. 36),

54

- Phantasie und Bereitschaft, auch ungewöhnliche, unkonventionelle und schwierige Situationen mitzutragen,
- Qualifikation der Mitarbeiter,

  - neben Zusatzqualifikationen im Bereich Palliativversorgung ist die mehrjährige Berufserfahrung in einer dafür spezialisierten Einrichtung der weitaus wichtigere und wertvollere Anteil der Ausbildung. Vieles muss geübt, viele Einzel- und Spezialprobleme und Konstellationen müssen erlebt und zusammen mit den Betroffenen durchlebt werden, bis jemand wirklich von sich sagen kann, ich bin Spezialist auf dem Gebiet der Palliativversorgung. Nur ein erfahrener Mitarbeiter kann vorausschauend handeln, d. h. Krisensituationen voraussehen und angemessen damit umgehen,
  - persönliche Reife, Aufrichtigkeit und Bereitschaft zur Übernahme von Verantwortung,
  - die Kunst, einen Menschen und seine Situation wirklich wahrzunehmen ist nur möglich, wenn die eigene Haltung zu Krankheit, Leiden, Tod und Trauer eine offene und unmittelbare Begegnung zulässt. Persönliche, reflektierende Auseinandersetzung mit dem eigenen Handeln und der Rolle, die man einnimmt, ist dabei unabdingbar,
  - Fähigkeit zu kreativer, flexibler und individueller Versorgung bei Beachtung und Einbeziehung von auch ungewöhnlichen Bedürfnissen und Wünschen der Patienten,
  - Bereitschaft zur Integration des persönlichen Umfelds des Patienten und der sonstigen Leistungserbringer in den Betreuungsprozess,
  - Bereitschaft zu Teamarbeit, der aktiven Mitgestaltung einer effektiven Kommunikationsstruktur, der konstruktive Umgang mit eigenen und der Kompetenzen anderer, Kooperation mit anderen Berufs- und Tätigkeitsgruppen, Bereitschaft berufsübergreifende Tätigkeiten zu übernehmen, Kritik- und Konfliktfähigkeit sowie Toleranz,
  - Fähigkeit zu Organisation, Koordination und Vernetzung, der Organisation des eigenen Arbeitsgebiets, der Koordination und Vernetzung verschiedener Hilfsangebote und Dienste und zu Öffentlichkeitsarbeit,
  - Anzustreben ist eine hauptamtliche Tätigkeit mit Spezialistenstatus.
- ein belastbares Familienmitglied oder sonstige Bezugsperson:

  In der Regel ist ein belastbares Familienmitglied oder eine sonstige Bezugsperson erforderlich. Diese brauchen professionelle Unterstützung von außen, um eine frühzeitige Überforderung zu verhindern. Eine frühere Untersuchung zu Belastungen von Palliativpatienten und ihrer pflegenden Angehörigen ergab, dass die Bevorzugung von häuslicher Versorgung in den letzten Lebenswochen von anfangs 100 % auf 54 % bei den Patienten und auf 45 % bei den Angehörigen sank (vgl. dazu Hinton 1994, S. 183 ff.). Daraus kann geschlossen werden, dass eher die Überforderung des pflegenden Umfelds als der Wunsch des Sterbenden der Grund für Krankenhauseinweisungen ist,

Erforderliche Vernetzung aller Beteiligten

• Vernetzung der beteiligten Dienste und Personen:
Dies betrifft nicht nur die Vernetzung von Diensten, sondern schließt auch die Vernetzung mit dem persönlichen Umfeld des Patienten ein. Es betrifft die gemeinsame Zielbestimmung, gegenseitige Information und Rückkopplung, Abstimmungen untereinander, die Festlegung von Verantwortlichkeiten (Problem der »Verantwortungsdiffusion« siehe Henkelmann (2010, S. 124), wenn viele Dienste einbezogen sind) und regelmäßigen Erfahrungsaustausch,

Erforderliche Finanzierung

• Finanzierung durch die Krankenkassen:
Die hochqualifizierte und zeitintensive Betreuung von schwerstkranken Palliativpatienten im ambulanten Bereich braucht eine Finanzierung außerhalb des bestehenden Rahmens der Möglichkeiten des Einheitlichen Bewertungsmaßstabes (EBM) der Kassenärztlichen Vereinigungen, der Häuslichen Krankenpflege des SGB V und der Pflegeversicherung des SGB XI.

3.3 Von der Brückenpflege zur SAPV

Brückenpflege kann einen Teil der Anforderungen bei der Betreuung von schwerkranken Palliativpatienten erfüllen.

• Gute Entlassungsvorbereitung und Symptomkontrolle; die hohe fachliche Kompetenz und jahrelang erworbene spezialisierte Erfahrungskompetenz im Palliativbereich sichern eine gute Versorgung von schwerkranken Tumorpatienten.
• Die Patientenbegleitung im stationären wie im häuslichen Bereich führt zu gleichbleibenden Ansprechpartnern und Bezugspersonen für Patienten und Angehörige und schafft Vertrauen in die Verlässlichkeit des Dienstes.
• Die psychische Unterstützung von Patient und Umfeld, die angebotene pflegerische Rund-um-die-Uhr-Rufbereitschaft, ein relativ gut ausgebautes Netzwerk und fallbezogene Koordination fördern die Stabilität, um ein Sterben zuhause auch in schwierigeren Situationen zu ermöglichen.
• Die pauschale Finanzierung der Personalstellen über das Krankenhausbudget entlastet von dem im ambulanten Bereich üblichen ständigen Abwägen des Notwendigen mit dem Finanzierbaren.

3.3.1 Grenzen der Brückenpflege

Einige Aspekte einer wirklich umfassenden Betreuung von schwerkranken Patienten im häuslichen Umfeld sind allerdings bei der Brückenpflege nicht berücksichtigt.

- Zuallererst muss hier die ausschließliche Betreuung von Tumorkranken genannt werden. Patienten mit anderen Diagnosen, die aber eine ähnlich schwerwiegende Symptomlast aufweisen, profitieren nicht davon.
- Brückenpflege ist auf die Kompetenz des jeweiligen Hausarztes angewiesen. Die fehlende palliativmedizinische Erfahrung bei vielen niedergelassenen Ärzten durch nicht vorhandene Ausbildung und Praxis kann nur bedingt aufgefangen werden durch das spezialisierte Fachwissen der Pflegefachkräfte und bedeutet darüber hinaus einen ständigen Kompetenzkonflikt zwischen den beiden Professionen. Eine Umfrage im Jahr 2001 im Landkreis Tübingen bei 139 niedergelassenen Allgemeinärzten und Internisten ergab, dass der einzelne Arzt nur sehr wenig wirklich schwerstkranke Patienten betreut. 84 % der Praxen hatten 1 % oder weniger schwerkranke Patienten im Jahr zu versorgen (vgl. Schlunk & Staab 2002, S. 102). Dies zeigt deutlich, dass hier kaum Erfahrung im Umgang mit diesen speziellen Krankheitsbildern und Problemen vorliegt.
- Dies betrifft in gleichem Maße die Pflegedienste. Sie betreuen im Rahmen der allgemeinen ambulanten Palliativversorgung (AAPV) sterbende Patienten, aber in aller Regel sind dies ältere Menschen ohne aufwendige oder komplizierte Diagnosen. Aufgrund ihrer Qualifikation sind sie aber selten in der Lage, wirklich schwerstkranke Patienten mit außerordentlich komplexen, seltenen und schwierig zu behandelnden Symptomen und psychischen Bedürfnissen adäquat zu versorgen. Einige wenige Pflegedienste, hier m. E. vor allem private Pflegedienste, haben sich in dieser Nische spezialisiert und bieten diese Betreuung an. Brückenpflege ist also darauf angewiesen, dass in der jeweiligen Region ein spezialisierter Pflegedienst existiert, der die entsprechend notwendige spezielle Behandlungspflege fachlich und organisatorisch übernehmen kann. Nur in Ausnahmefällen kann die Brückenpflege diese Tätigkeiten selbst übernehmen.
- Bei Hausärzten besteht darüber hinaus noch das Problem, dass sie nicht 365 Tage im Jahr zu jeder Tages- und Nachtzeit erreichbar oder in ihrer Praxis abkömmlich sind.
- Brückenpflege ist nur für die Entlassung und die weitere Betreuung im häuslichen Umfeld zuständig. Schwerkranke Patienten in Pflegeheimen müssen weiterhin in ein Krankenhaus eingewiesen werden, sobald die Grenzen der allgemeinen ärztlichen oder pflegerischen Palliativversorgung erreicht sind.

Grenzen der Brückenpflege

- Ein expliziter Auftrag zu Aufbau und Koordination eines Netzwerks in der jeweiligen Region ist nicht vorhanden. Die Koordination der beteiligten Dienste findet ausschließlich fallbezogen statt.

Das Ziel, die häusliche Versorgung so zu optimieren, dass es im Vergleich zur stationären Betreuung nicht zu einem Qualitätsabbruch kommt, ist teilweise im pflegerischen Bereich und in der Hilfsmittelversorgung gelungen, auf der ärztlichen Seite aber nur ansatzweise.

Die Erfahrungen in Baden-Württemberg mit der Brückenpflege zeigen, dass die alleinige Verbesserung der pflegerischen Versorgung schwerstkranker Patienten nur einen Teilerfolg erzielen kann. Die ▶ Tab. 3.1 verdeutlicht dies.

Tab. 3.1: Sterbeorte von Krebspatienten in Abhängigkeit von der Versorgungsstruktur, 1999–2000 (vgl. Schindler 2008)

Versorgung	Kranken-haus	Zuhause	Pflege-heim	Sonstiges
Hausarzt & Pflege-dienst	43 %	30 %	23 %	4 %
Pflegerischer Palliativ-dienst	39 %	53 %	4 %	4 %
Ärztlicher Palliativ-dienst	20 %	60 %	4 %	16 %
Pflegerischer & ärzt-licher Palliativdienst	18 %	78 %	1 %	3 %

3.3.2 Sonderweg Tübinger Projekt

Das Tübinger Projekt »Häusliche Betreuung Schwerkranker« war eines der geförderten Modellprojekte in Baden-Württemberg und existiert heute noch. Hier ist neben der Pflege auch der ärztliche Aspekt einbezogen. Die Pflege ist darüber hinaus sehr viel weiter ausgebaut, indem eigene Sitz- und Nachtwachen zum Team gehören. Dies mündet in die Zusammenarbeit in einem gemeinsamen Team von Brückenpflege, zeitintensiver Pflege und palliativärztlichem Konsiliardienst. Die Arbeitsbereiche Brückenpflege und zeitintensive Pflege werden unterschiedlich finanziert, aber personell nicht getrennt, sodass die betreuten Familien hier keinen Qualitätseinbruch erleben.

Zeitintensive Pflege beinhaltet häufige und flexible Einsätze, vollständig ausgerichtet auf die Bedürfnisse der Familien, mehrstündige Pflegeeinsätze, Nachtwachen, Übernahme spezifischer Behandlungspflege und Entlastung pflegender Angehöriger. In diesem Bereich wurden schon immer auch Nicht-Tumorpatienten betreut. Der palliativärztliche Konsiliardienst übernimmt auf Wunsch des Hausarztes die Schmerztherapie und Symptomkontrolle und bei Bedarf auch Hausbesuche. Ein eigenes Hilfsmittellager erlaubt eine schnelle Versorgung im Notfall und in außergewöhnlichen Situationen wie z. B. bei kurzfristigen Entlassungen zum Wochenende.

Eine Umfrage bei den Hausärzten im Einzugsgebiet ergab, dass der Dienst als Ganzes sehr positiv bewertet wurde. Spezialwissen und Kompetenz in Palliativ Care, optimale Schmerz- und Symptomkontrolle, palliativmedizinische Beratung rund um die Uhr und das Angebot von Hausbesuchen durch den ärztlichen Konsiliardienst, psychosoziale Betreuung der Familien, gute Organisation und Kommunikation, hohe Flexibilität, 24-Stunden-Erreichbarkeit und Zuverlässigkeit wurden als positive Punkte genannt (vgl. dazu Schlunk & Staab 2002, S. 100).

Circa 85 % der Patienten des Tübinger Projekts sterben nach wie vor entsprechend ihres Wunsches zuhause.

3.3.3 Sozialrechtliche Rahmenbedingungen

Die sozialrechtlichen Rahmenbedingungen für die ambulante Betreuung von schwerkranken Patienten haben sich in den letzten Jahren erheblich verändert. Bis 2007 war »eine adäquate Finanzierung der häuslichen Betreuung von Schwerkranken durch die Krankenkassen (...) nicht vorgesehen« (Schlunk & Staab 2002, S. 104). Am Beispiel des Tübinger Projekts kann belegt werden, dass nur ca. 35 % der Kosten der Pflege durch reguläre ambulante Abrechnungsmöglichkeiten mit den Kranken- und Pflegekassen bezahlt wurden. Die integrierte Brückenpflege (ca. 35 % der pflegerischen Tätigkeiten) wird aus dem stationären Budget des Universitätsklinikums und damit von den Krankenkassen vollständig finanziert. Der Sonderweg der Finanzierung über »zeitintensive Pflege«, den das Land Baden-Württemberg für einige Jahre gegangen ist, übernahm 10 % der Kosten durch Zuschüsse von Land und Landkreis. Diese Möglichkeit wurde allerdings wieder eingestellt. Die restlichen Kosten, also in der Zwischenzeit ca. 30 %, mussten durch Spenden gedeckt werden (vgl. dazu Schlunk & Staab 2002, S. 104). Auch die ärztlichen Leistungen wurden nur zu einem kleinen Teil von den Krankenkassen übernommen. Lang andauernde Hausbesuche, die bei Schwerkranken eher die Regel als die Ausnahme sind, werden im EBM der Kassenärztlichen Vereinigungen (KV) nicht adäquat abgebildet. Auch die Vergütung von ambulanten Leistungen, die von Klinikärzten erbracht wurden, war bisher regulär nicht möglich. Das Tübinger Projekt konnte einen Teil seiner Arztkosten über eine Sonderregelung mit der KV decken, indem ein Klinikarzt eine Sonderermachtigung zur Erbringung von Schmerztherapie im ambulanten Bereich erhielt.

Für andere Bundesländer und für Orte in Baden-Württemberg, in denen keine Brückenpflege oder ähnliche Besonderheiten (IV-Standorte, ärztliche Leistungen aus onkologischen Schwerpunkten, Palliativstützpunkte) existierten, bedeutete dies, dass nur ca. 35–40 % der Kosten einer spezialisierten Palliativversorgung regelfinanziert waren.

Mit Einführung der Spezialisierten Ambulanten Palliativversorgung wurde erstmals festgelegt, dass diese Tätigkeit eine besondere und zusätzliche Form der Bezahlung benötigt und nicht an einzelnen Handlungen zu bewerten ist, wie sonst im ambulanten Bereich üblich.

Überdies wurde erstmals einbezogen, dass in der Palliativversorgung neben der klassischen ärztlichen und pflegerischen Versorgung auch ein erheblicher Teil an psychosozialer, beratender und koordinierender Tätigkeit zu finanzieren ist. Auch wurde erstmals explizit die konsiliarische Tätigkeit von Pflegekräften vorgesehen.

Die in den vorherigen Kapiteln beschriebenen positiven Erfahrungen sowie die trotzdem noch verbleibenden Defizite wurden vom Gesetzgeber aufgegriffen. Der Anspruch auf Spezialisierte Ambulante Palliativversorgung wurde im April 2007 im Sozialgesetzbuch verankert (§ 37b i. V. m. § 132d SGB V).

3.4 Spezialisierte Ambulante Palliativversorgung (SAPV)

Das vorrangige Ziel der SAPV ist die Betreuung von Menschen mit einer nicht heilbaren, fortschreitenden und weit fortgeschrittenen Erkrankung bei begrenzter Lebenserwartung, die eine besonders aufwendige Versorgung benötigen, in ihrer vertrauten Umgebung. Damit sind auch Nicht-Tumor-Patienten und Patienten in stationären Pflegeeinrichtungen eingeschlossen. Die zusätzliche ärztliche Versorgung von Patienten in stationären Hospizen führt dazu, dass wirklich alle schwerstkranken Patienten außerhalb eines Krankenhauses von dieser Versorgung profitieren können.

Durch effektive Vernetzung vorhandener Strukturen, deren Weiterentwicklung und Aufbau noch fehlender Strukturen soll die SAPV eine optimale medizinische, pflegerische und psychosoziale Betreuung unheilbar kranker Menschen und ihrer Bezugspersonen in der letzten Lebensphase ermöglichen.

Nur schätzungsweise 10 % aller Sterbenden benötigen SAPV. Die anderen können weiterhin im Rahmen der allgemeinen ambulanten Palliativversorgung, der sogenannten Primärversorgung, durch niedergelassene Ärzte, ambulante Pflegedienste und Hospizgruppen betreut werden. Es besteht allerdings die berechtigte Hoffnung, dass durch die Einführung der SAPV auch die AAPV durch Wissenstransfer profitiert und auch in diesem Bereich eine verbesserte Versorgung der Sterbenden erreicht wird.

3.4.1 Grundprinzipien

Spezialisierte Ambulante Palliativversorgung muss einige grundlegende Dinge zwingend erfüllen, um ihr Ziel erreichen zu können:

Voraussetzungen der SAPV

- Flächendeckung auch in bevölkerungsarmen Gegenden und auch dort, wo es bisher noch kaum Strukturen der Hospiz- und Palliativversorgung gibt.
- Subsidiär und komplementär, AAPV solange wie möglich, SAPV nur dort, wo auch notwendig. Sie ergänzen sich und verdrängen sich nicht. Nur wenn das bestehende ambulante Versorgungsangebot durch niedergelassene Ärzte und Pflegedienste nicht ausreicht, um die Patienten ausreichend zu versorgen, kommen andere Strukturen zum Tragen.
- Kein Wettbewerb unter den Leistungsanbietern. Kooperative Zusammenarbeit zwischen Hausärzten, Fachärzten, ambulanten Pflegediensten, ambulanten Hospizdiensten, stationären Hospizen, Krankenhäusern und stationären Pflegeeinrichtungen.
- Gründung sogenannter Palliativ Care Teams, in denen qualifizierte Pflegekräfte und Ärzte multiprofessionell und partnerschaftlich zusammenarbeiten. Die Einbindung der örtlichen ambulanten Hospizdienste ist obligatorisch. Andere Berufsgruppen wie Seelsorger, Psychologen, Physiotherapeuten etc. werden im Bedarfsfall hinzugezogen.
- Verlässlichkeit sowohl zu den unüblichen Arbeitszeiten wie Abend, Nacht und Wochenende als auch bei schwierigen und komplexen Problemen.
- Schaffung und Aufrechterhaltung eines Netzwerks, auf das im Einzelfall zurückgegriffen werden kann. Damit verbunden sind weit gefasste Koordinationsleistungen, die unterschieden werden können in Fall-Management und System-Management.
- Zuverlässige Sicherstellung der Versorgung mit akut notwendigen Medikamenten und Heil- und Hilfsmitteln zu jeder Zeit.
- Vorbeugendes Krisenmanagement, Ruf-, Notfall- und Kriseninterventionsbereitschaft rund um die Uhr.
- Spezialisierte Beratung der betreuenden Leistungserbringer der Primärversorgung.
- Maßnahmen zur Qualitätssicherung, wie z. B. die Organisation von multiprofessionellen Fallbesprechungen und multidisziplinären Qualitätszirkeln innerhalb des Netzwerks.
- Pauschalierte Vergütung.

3.4.2 Abgrenzung AAPV und SAPV

SAPV ist notwendig bei komplexen und aufwendigen Problemlagen, die schwierig zu behandeln oder zu handhaben sind. Alternativ käme nur die Einweisung auf eine Palliativstation oder in ein stationäres Hospiz in Betracht. SAPV ist für Patienten, die aufgrund ihrer Besonderheit ein spezifisches Fachwissen und die Erfahrung eines entsprechend ausgebildeten Teams erfordert. AAPV erfolgt durch Fachkräfte, die nicht ausschließlich im palliativmedizinischen Bereich arbeiten. SAPV-Leistungserbringer dagegen besitzen Spezialistenwissen und sind hauptsächlich in der Palliativversorgung tätig. Die Unterscheidung der zwei Ebenen der Palliativversorgung beruht auf den Empfehlungen des Ministerkomitees des Europarates an seine Mitgliederstaaten (vgl. Council of Europe 2003).

Die Grenze zwischen allgemeiner und spezialisierter Palliativversorgung ist nicht eindeutig zu benennen. Sie ist u. a. abhängig von der Entwicklung des Bedarfs im Krankheitsverlauf, der Qualität der bestehenden Strukturen und den individuellen Bedürfnissen der Patienten und Angehörigen. Deshalb muss die Trennung in verschiedenen Regionen und bei einzelnen Patienten auch unterschiedlich definiert sein.

3.4.3 Palliativ Care Teams (PCT)

Um den Anforderungen an eine qualitativ hochwertige häusliche Palliativversorgung gerecht zu werden, müssen sich spezielle Teams bilden, die auf diese Aufgabe spezialisiert sind. Diese Palliativ Care Teams müssen eigenständige Organisationen sein, die ihren wiederum eigenständigen Versorgungsauftrag erfüllen. Die Zusammenarbeit der einzelnen Mitglieder muss verbindlich geregelt sein.

Ein Zusammenschluss der unterschiedlichen Berufsgruppen in einem gemeinsamen Team ermöglicht eine effizientere und qualitativ bessere Arbeit, als das bisher übliche Nebeneinander von rein ärztlichen und rein pflegerischen Diensten.

Die erbrachten Leistungen umfassen vor allem einen pflegerischen und einen ärztlichen Anteil. Die Mitarbeiter müssen entsprechende Qualifikationen sowohl im Rahmen theoretischer Weiterbildung als auch praktische Berufserfahrung im spezialisierten palliativen Bereich besitzen (Ausbildungs- und Erfahrungskompetenz).

Immer sind in ebensolchem Maße psychosoziale und spirituelle Bedürfnisse der Patienten und Familien zu berücksichtigen und zu befriedigen. Neben notwendiger eigener weitreichender Erfahrungen in diesem Bereich durch Pflegekräfte und Ärzte ist dafür innerhalb des Teams eine multidisziplinäre Kompetenz erforderlich, die durch Kooperationen mit Psychologen, Seelsorgern und ambulanten Hospizdiensten erreicht wird.

Ein wichtiger Aspekt der Arbeit des Palliativ Care Teams ist die koordinierende Arbeit. Hierfür ist in jedem Team eine Koordinationsstelle einzurichten. Sie fungiert als Leitstelle, ist Ansprechpartner für alle Beteiligten, steuert das »Schnittstellen-Management im Gesamtsystem« (Interdiszipl. AG 2008, S. 10) und ist dafür verantwortlich, dass jeder Patient und sein Umfeld das für ihn im Einzelfall immer wieder auch angepasste notwendige Unterstützungsangebot erhält »im Sinne des Case-Managements« (Interdiszipl. AG 2008, S. 10).

Eine obligatorische Teilnahme aller Mitarbeiter des Palliativ Care Teams an Teambesprechungen, Fallbesprechungen und Qualitätszirkeln sichert die hohen fachlichen Standards durch Austausch und Reflexion und ist Teil der Qualitätssicherung.

Um eine ausreichende Auslastung und wirtschaftliche Nutzung der notwendigen Vorhaltekosten zu gewährleisten, umfasst die optimale Versorgungsregion eines Palliativ Care Teams ca. 250.000 Einwohner. Dieses Team hat dann voraussichtlich 250 Patienten im Jahr zu betreuen.

Optimale Größe eines Palliativ Care Teams

Die Vorgabe, auf bereits bestehende Versorgungsstrukturen zurückzugreifen und das Ziel eines bedarfsdeckenden Angebots, das Versorgungslücken, Parallelvorhaltungen und Überkapazitäten vermeidet, führt dazu, dass teilweise recht verschieden strukturierte Palliativ Care Teams entstanden sind. Je nach vorhandenen Ressourcen und Akteuren in der Anfangsentwicklung liegt der Schwerpunkt entweder mehr im Klinik- oder ambulanten Bereich, mehr bei Ärzten oder Pflegekräften, mehr bei der theoretischen oder der praktischen Orientierung. Abhängig davon, welche niedergelassenen Ärzte, Pflegedienste, Krankenhäuser, stationären Hospize oder Einzelpersonen sich aktiv einbringen wollen und können, wer die Trägerschaft und damit auch die Verantwortung und das wirtschaftliche Risiko übernimmt, entstehen PCTs mit ausschließlich eigenem Personal und PCTs, die neben eigenem Personal auch Mitarbeiter durch Kooperationsverträge einbindet.

Strukturen eines Palliativ Care Teams

In Baden-Württemberg bietet es sich an, an Orten, die über eine Brückenpflege verfügen, diese als Kerngruppe einzubinden und auf deren Erfahrungen und Kontakte aufzubauen. Tumorkranke, die schon von der Brückenpflege betreut wurden, erleben so einen nahtlosen Übergang zur SAPV.

Das Einbinden von Mitarbeitern ambulanter Pflegedienste und niedergelassener Ärzte hat den Vorteil, dass der Patient einen nahtlosen Übergang von der AAPV zur SAPV erlebt. Zu beachten ist dabei aber immer, dass das PCT eine selbstständige Organisationseinheit ist, mit einem eigenständigen Versorgungsauftrag.

Psychosoziale Betreuung wird durch ambulante Hospizdienste oder entsprechende Fachkräfte wie Psychoonkologen oder Psychotherapeuten wahrgenommen. Werden sie vertraglich in ein Team eingebunden, so stellt dies die optimalste Lösung dar. Dabei ist auch hilfreich, wenn stationäre Dienste wie z. B. psychoonkologische Dienste der Tumorzentren und onkologischen Schwerpunkte die Patienten ambulant weiterbetreuen können, im Sinne eines sektorenübergreifenden Versorgungsmodells.

Das PCT ist Teil des gesamten Netzwerks der Palliativversorgung einer Region. Dazu gehören niedergelassene Haus- und Fachärzte, ambulante Pflegedienste, Dienste der hauswirtschaftlichen Versorgung, Apotheken, Sanitätshäuser, Home Care Dienste, Physiotherapeuten, Hospizgruppen, Psychotherapeuten, Seelsorger, Notärzte, Palliativstationen, stationäre Hospize und stationäre Pflegeeinrichtungen. Es ist einerseits nur ein Teil des Gesamtangebots, andererseits hat es aber eine Sonderstellung, weil es gleichzeitig die Aufgabe hat, alle Akteure zu koordinieren.

Das PCT selbst hat verschiedene Ebenen der Teamstruktur. Einmal das Team, das den jeweiligen Patienten betreut, dann das Palliativ Care Team mit den zwei Professionen Medizin und Pflege und das weiter gefasste, multiprofessionelle Team, einschließlich der jeweils vertraglich eingebundenen Kooperationspartner.

Zusammenfassung und Beurteilung

Wie zu erwarten war, werden durch die SAPV z. Z. hauptsächlich Tumorpatienten betreut. ▶ Tab. 3.2 verdeutlicht dies.

Tab. 3.2: Diagnosen von SAPV-Patienten (n = 752) (AOK Baden-Württemberg 2010–2011)

	Carcinom	Neurologische Erkrankung	Herz-Lungen-Erkrankung	Sonstiges
Patienten	632	20	41	59
Anteil	84 %	3 %	5 %	8 %

Vor allem der Bereich der neurologischen Erkrankungen bleibt hinter den prognostizierten Erwartungen zurück. Ob sich dies noch ändern wird, bleibt abzuwarten.

Hat die Brückenpflege erreicht, dass ca. 60–70 % der Patienten auch tatsächlich zuhause sterben kann, so sind die Erwartungen an die SAPV höher. Dieses Ziel konnte bisher erreicht werden. ▶ Tab. 3.3 belegt dies.

	Zuhau- se	Pflege- heim	Statio- näres Hospiz	Kran- ken- haus	Sonsti- ges	Ver- trauter Ort (Zu- hause + Pflege- heim)
Patien- ten	504	90	95	62	1	594
Anteil	67 %	12 %	13 %	8 %	0 %	79 %

Tab. 3.3: Sterbeorte von SAPV-Patienten (n = 752) (AOK Baden-Württemberg 2010–2011)

Palliativ Care Teams mit ausschließlich eigenem Personal besitzen in der Regel nur Mitarbeiter mit sehr hoher Qualifikation. Da die Mitarbeiter sowohl in der Fach- als auch der Dienstaufsicht dem Träger des PCTs unterstehen, sich ganz selbstverständlich als ein zusammengehörendes Team verstehen und die Versorgung der Patienten, Teambesprechungen und dergleichen sehr viel leichter zu organisieren sind, ist eine sehr viel geringere Koordination der Einzelleistungen von SAPV notwendig. Fachlich und wirtschaftlich ist dies eindeutig die beste Lösung. Auch gibt es keine internen Verteilungsprobleme der erwirtschafteten Gelder.

Teamzusammensetzung eines Palliativ Care Teams

PCTs, die sich aus wenigen verschiedenen Kooperationspartnern bilden, haben ein geringeres Qualifikationsniveau, weil einige Mitarbeiter in aller Regel nur Berufserfahrung in der AAPV gesammelt haben und sich das spezialisierte Fachwissen erst noch aneignen müssen.

Besteht das PCT fast nur aus Mitarbeitern, die von vielen verschiedenen Kooperationspartnern kommen, ist die Koordination der Beteiligten überaus aufwendig, ebenso die Erstellung und Einhaltung von einheitlichen Standards und Leitlinien. Die Lernmöglichkeiten der einzelnen Mitarbeiter reduzieren sich drastisch durch die allgemeine Verzettelung der Gesamtbetreuungssituation, so dass dies als die schlechteste Lösung bezeichnet werden muss. In sehr stark ländlich geprägten Gegenden – aber nur dort – ist manchmal keine andere Lösung zu finden. Aber grundsätzlich ist sie nicht anzustreben.

Dasselbe lässt sich über die Größe des einzelnen Teams sagen. Je mehr Mitarbeiter – bei entsprechend geringer Teilzeitbeschäftigung – integriert sind (und das ist in der Regel gekoppelt an die Zahl der Kooperationspartner), desto schlechter wird die Versorgung der Patienten und desto schlechter die Qualifikation der Mitarbeiter, weil es an genügend Möglichkeiten fehlt, die dringend erforderliche Erfahrungskompetenz zu erwerben und zu erhalten. Eine Teamgröße unter 15 Personen ist deshalb anzustreben, eine von mehr als 20 Personen ist abzulehnen.

Teamgröße eines Palliativ Care Teams

Wird die Brückenpflege an den entsprechenden Orten eingebunden, dann ist dies zweifellos eine hervorragende Lösung, da diese Mitarbeiter die höchsten Qualitätsansprüche erfüllen, die Arbeit der SAPV im weitesten Sinne schon gewohnt sind und auf das vorhandene Netzwerk mit seinen persönlichen Kontakten zurückgegriffen werden kann. Dies erlaubt den ressourcensparendsten Aufbau einer SAPV-Struktur.

Die Aussage, »gewachsene Strukturen sollen berücksichtigt werden«, wird leider sehr oft dahingehend interpretiert, dass alle vorhandenen Strukturen in ein Palliativ Care Team einzubeziehen sind. Vor allem Anbieter der AAPV tun sich schwer, die Unterschiede von AAPV und SAPV anzuerkennen und nehmen für sich das Recht in Anspruch, das Palliativ Care Team quasi schon zu sein. Damit verbundene »Teilzeit-« oder gar »gerinfügige« SAPV kann die notwendige hohe Qualität in der Patientenversorgung aber bei weitem nicht gewährleisten. Gemeint hat der Gesetzgeber vorhandene Strukturen der SAPV, wie z. B. in Baden-Württemberg die Brückenpflege oder schon vorhandene spezialisierte Dienste wie das Tübinger Projekt oder das Berliner Home Care Projekt. Leider führen diese Vorstellungen oft zu Konkurrenzgedanken, die das notwendige Miteinander torpedieren oder gar unmöglich machen.

Trägerschaft eines Palliativ Care Teams

Drei mögliche Trägerschaften eines Palliativ Care Teams haben sich herausgebildet, mit ganz unterschiedlichen Vor- und Nachteilen.

Übernimmt ein Krankenhaus oder Klinikum die Trägerschaft, kann am einfachsten auf die meist hohe Qualifikation von Klinikpersonal zurückgegriffen werden. Darüber hinaus können bestehende Strukturen wie z. B. Räumlichkeiten und Verwaltung genutzt werden. Niedergelassene Ärzte haben oft ein Problem damit, weil sie allgemein das Tätigwerden von klinischen Einrichtungen in »ihrem« ambulanten Bereich als Übergriff und als inhaltliche und wirtschaftliche Bedrohung sehen.

Übernimmt eine Arztpraxis oder ein Pflegedienst die Trägerschaft, dann ist die Trennung zwischen AAPV und SAPV zu Beginn noch schwieriger als üblich und es müssen erst Erfahrungen gesammelt werden in der praktischen Abgrenzung bei der Abrechnung aller erbrachten Leistungen. Leichter für diese Teams ist dagegen die im ambulanten Bereich übliche und bekannte Methodik der Verordnung und Abrechnung einer Leistung.

Schließen sich Hausärzte und ambulante Pflegedienste zusammen und übernehmen gemeinsam die Trägerschaft, so haben sie in aller Regel große Anlaufschwierigkeiten, weil sie Teambildung und Teamarbeit nicht gewohnt sind.

Egal, wie die Trägerschaft aussieht, ein großes Diskussionsthema ist immer die interne Verteilung der Gelder. Hier sind immense Entwicklungsprozesse der einzelnen Akteure in Gang zu setzen, um zu einer guten und einvernehmlichen Lösung zu kommen. Nicht wenige Initiativen sind letztlich an diesem Problem gescheitert.

Die Einbindung niedergelassener Ärzte und ambulanter Pflegedienste ist mitunter schwierig, weil beide Gruppen oft nur die »eigenen« Patienten in ihrem begrenzten Einzugsbereich betreuen wollen. Das sind aber fast immer nur wenige SAPV-Patienten im Jahr, was zu fehlender dauerhafter Berufserfahrung führen würde. Oder sie wollen in unveränderten Strukturen weiterarbeiten, ohne sich als Team zu verstehen und nur die neue Abrechnungsmöglichkeit für sich nutzen. Beides ist vollkommen inakzeptabel.

Die Symptomkontrolle ist ein Bereich, in dem sich in der Palliativversorgung die klassischen Verantwortungsbereiche von Arzt und Pflege überschneiden und verwischen. Um eine wirklich gute, effiziente und schnellstmögliche Betreuung der Patienten zu gewährleisten, müssen beide Berufsgruppen zu Veränderungen bereit sein. Der Arzt muss bereit sein, Aufgaben zu delegieren, Vertrauen in das Tun der Pflegekräfte zu entwickeln und die Pflege muss bereit sein, sich entsprechendes Fachwissen anzueignen, dieses im Bedarfsfall umzusetzen und dafür auch die Verantwortung zu übernehmen. Ob diese Entwicklung großflächig wirklich gut gelingen wird, bleibt abzuwarten.

Zusammenarbeit Ärzte/Pflegefachkräfte

Die Aufgabe des Palliativ Care Teams, das Miteinander aller im Netzwerk zu koordinieren, bedarf der Akzeptanz und Fürsprache der Mitspieler. Diese zu erhalten ist nicht immer einfach und erfordert Fingerspitzengefühl und eine diplomatische Vorgehensweise. Bleibt zu hoffen, dass die Notwendigkeit der Koordination von allen erkannt und die Übernahme dieser Aufgabe durch das PCT auch anerkannt wird, dass Einzelne es nicht als Einmischung in ihr Aufgabenfeld sehen und eine konstruktive Zusammenarbeit ablehnen, zum Schaden der betroffenen Patienten.

Problem der Koordination des Netzwerks

Leider wurde nicht der Ansatz der Brückenpflege in die SAPV aufgenommen, Patienten sowohl im stationären als auch im ambulanten Bereich betreuen zu können. Damit bleibt die Schnittstelle beim Übergang in einen anderen Versorgungsbereich und ggf. ein Versorgungsbruch für die betroffenen Familien bestehen. Die Übernahme der Entlassungsvorbereitung durch das SAPV-Team wäre die bessere Lösung gewesen.

Schnittstelle stationärer/ambulanter Bereich

Die vorgesehene Verordnung von SAPV durch den Hausarzt ist ein großes praktisches Problem. Dieser kann oft nicht beurteilen, was der Patient wirklich benötigt, um optimal versorgt zu sein. Die allgemeine Überweisung durch den Hausarzt und die konkrete Verordnung durch das Palliativ Care Team wäre sinnvoller, da nur hier das entsprechende Fachwissen vorhanden ist. Dadurch würden auch die notwendigen enorm zeitraubenden Einweisungen der Hausärzte in das Ausfüllen der Verordnung wegfallen.

Verordnung von SAPV

Der Prozess der Entwicklung von Palliativ Care Teams ist von politischer Seite bewusst regionalen Bewegungen überlassen worden. Dies kann eine breite konstruktive und positive Basis für eine spätere gute Implementierung und Zusammenarbeit unter allen Akteuren bieten, sofern der Entwicklungsprozess weitgehend harmonisch verläuft. Sind jedoch noch andere Interessen oder persönliche und strukturelle Animositäten im Spiel, kann dies den Entstehungsprozess erheblich behindern und im schlechten Fall auch schlechte Ergebnisse liefern.

Leider hat der Gesetzgeber nicht auf die Erfahrungen der erprobten und bewährten Projekte der letzten 20 Jahre in der Bundesrepublik zurückgegriffen und hat keine konkreten Vorgaben zur Gründung eines Palliativ Care Teams gemacht. So wird überall »das Rad neu erfunden«, mit vielen Runden Tischen, Besprechungen und Abstimmungen. Viele Fehler werden an vielen Orten aufs Neue gemacht, um dann in einem mühevollen Prozess falsch getroffene Entscheidungen wieder zu revidieren. Dies kostet Zeit und Geld, bremst oft unnötig das vorhandene Engagement und ruft Frustrationen hervor.

Trotz dieser ungünstigen Rahmenbedingungen gelingt es an vielen Orten aber auch ganz hervorragend, das Ziel zu erreichen, dass die Versorgung der Patienten in der vertrauten Umgebung keine Qualitätseinbusse auf der medizinisch-pflegerischen, psychosozialen und spirituellen Ebene mit sich bringt. Im Gegenteil, SAPV scheint ein guter Weg zu sein, den Bedürfnissen der Patienten und ihrem Umfeld gerecht zu werden.

Multiplikatoren-funktion der SAPV

Die konkrete Zusammenarbeit, Qualitätszirkel und regionale Arbeitskreise sollen dafür sorgen, dass die Akteure sich annähern und das Spezialwissen der SAPV in die AAPV ausstrahlt. Palliativeinrichtungen und deren Mitarbeiter haben Multiplikatorenfunktion und können Katalysatoren für die vorbildliche Umsetzung der Palliatividee sein. Die Arbeit der Palliativ Care Teams »sollte ausstrahlen und Palliativmedizin als Konzept Einzug halten in das Gesundheitswesen« (Aurnhammer 2005, S. 96). So ist zu hoffen, dass sich die Verbesserung der Versorgung von Sterbenden auch mittelfristig auf die Versorgung anderer Patienten positiv auswirken wird und sich darüber hinaus die Zusammenarbeit der verschiedenen Berufsgruppen und Sektoren verbessert.

Literatur

Aurnhammer, K. (2005). (Neben-)Wirkung einer Palliativeinrichtung. In: Zeitschrift für Palliativmedizin 6: 95–99.

Council of Europe (2003). Recommendation Rec(2003)24 of the Committee of Ministers to member states on the organisation of palliative care.

Henkelmann, M. (2010). Palliative Pflegeüberleitung. Koordinierte Pflege von Menschen mit terminalen Erkrankungen. Bern: Huber.

Hinton, J. (1994). Can home care maintain an acceptable quality of life for patients with terminal cancer and their relatives? In: Palliat Med 8.

Interdisziplinäre Arbeitsgruppe unter Moderation des Ministeriums für Arbeit und Soziales Baden-Württemberg (Hrsg.) (2008). Konsenspapier allgemeine und spezialisierte ambulante Palliativversorgung in Baden-Württemberg.

Schindler, T. (2001). Ambulante Palliativdienste zur Verbesserung der Versorgung zu Hause. In: Fortbildungskompendium der Bundesärztekammer »Fortschritt und Fortbildung in der Medizin«. Band 25. Köln: Deutscher Ärzte-Verlag.

Schindler, T. (2008). Spezialisierte ambulante Palliativversorgung (SAPV) in Deutschland – Realität oder Illusion? Vortrag 3. Palliativkongress Unna.

Schlunk, T. & Staab, T. (2002). Das Tübinger Projekt Häusliche Betreuung Schwerkranker: Akzeptanz eines ambulanten Palliativdienstes bei Hausärzten. In: Z Palliativmed 3.

Universität Heidelberg, Psychosoziale Nachsorgeeinrichtung und Heidelberger Seminar für Psychosoziale Onkologie an der Chirurgischen Universitätsklinik (1996). Abschlußbericht zur Studie: Evaluation von Modellprojekten »Häusliche Betreuung schwerkranker Tumorpatienten« in Baden-Württemberg.

4 Sektorenübergreifende Kooperation

Antje Kössl, Martin Ehmer und Stefan Joneleit

4.1 Grundlagen im Rahmen der Spezialisierten Ambulanten Palliativversorgung

4.1.1 Gesetzlicher Rahmen

§

Die Leistung der Spezialisierten Ambulanten Palliativversorgung ist seit April 2007 im Sozialgesetzbuch verankert: Zum einen haben nach § 37b SGB V gesetzlich Versicherte unter bestimmten Voraussetzungen Anspruch auf diese Versorgungsform. Details dazu, insbesondere zu den Anspruchsvoraussetzungen, regelt die Richtlinie zur Verordnung von SAPV des Gemeinsamen Bundesausschusses (Gemeinsamer Bundesausschuss, 2010). Zum anderen bestimmt § 132d SGB V, dass die Krankenkassen für die Leistungserbringung Verträge mit geeigneten Leistungserbringern schließen müssen. Details zur Leistungserbringung regeln die Gemeinsamen Empfehlungen der Spitzenverbände der Krankenkassen (Spitzenverband der Krankenkassen Bund 2008).

Neue Versorgungsansätze im Rahmen der SAPV

Die SAPV ist eine Versorgungsform mit einer ganzen Reihe neuartiger Ansätze: Erstmals wird für die flächendeckende Versorgung mit einer hoch spezialisierten Leistung ein multiprofessionelles Netzwerk von Leistungserbringern gefordert, wobei gleichzeitig der Sicherstellungsauftrag für diese Versorgung an die Krankenkassen übergeben wurde. Dabei besteht außerdem durch die Finanzierung außerhalb des Systems der Kassenärztlichen Vereinigungen und außerhalb der Krankenhausbudgets die Chance auf vernetztes Arbeiten über die Sektorengrenzen hinweg. Man muss sich also darüber im Klaren sein, dass am Modell der SAPV eine Reihe von Anregungen aus Gutachten des Sachverständigenrats im Gesundheitswesen der letzten Jahre umgesetzt wurde:

1. Dezentrale Wettbewerbsprozesse in Form von selektiven Vertragsverhandlungen zwischen Krankenkassen und Leistungserbringern (Sachverständigenrat zur Begutachtung der Entwicklung im Gesundheitswesen 2005)

2. Erprobung einer veränderten Aufgabenverteilung zwischen den Gesundheitsberufen im Sinne einer zielorientierten, Sektor übergreifenden Koordination und Kooperation zwischen allen am Behandlungsablauf Beteiligten (Sachverständigenrat zur Begutachtung der Entwicklung im Gesundheitswesen 2007)
3. Letztlich kann die Entwicklung von SAPV dabei als ein Teil des aktuell geforderten Übergangs vom traditionellen Gesundheitssystem zu einem populationsorientierten sektorenübergreifenden Versorgungskonzept gesehen werden (Sachverständigenrat zur Begutachtung der Entwicklung im Gesundheitswesen 2009)

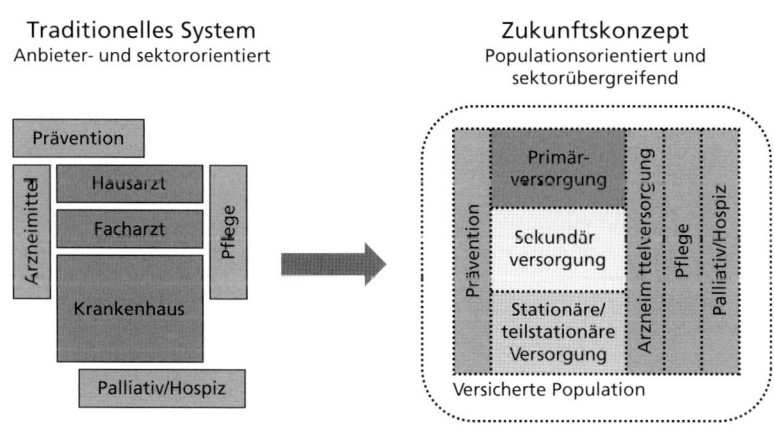

Abb. 4.1: Entwicklung des Gesundheitswesens in Deutschland nach den Vorstellungen des Sachverständigenrats (© SVR 2009, Ziffer 195)

Aus diesen Überlegungen folgt die These, dass der kollektive Lernprozess aufgrund der im folgenden beschriebenen Herausforderungen für alle an diesem Prozess Beteiligten bezüglich Bildung der geforderten regionalen Versorgungsnetze und bezüglich Verhandlung der erforderlichen Selektivverträge eine nicht zu unterschätzende Rückkopplung auf weitere Entwicklungen im Gesundheitswesen darstellt. Dass bei der Versorgung palliativer Patienten aber oftmals ethische und moralische Fragestellungen in den Vordergrund gerückt werden, macht diesen Prozess nicht einfacher.

4.1.2 Verhandlung von Musterverträgen zur SAPV

Auch wenn man klar feststellen muss, dass die Versorgung von Palliativpatienten kein Feld für die wettbewerbliche Differenzierung zwischen den Krankenkassen darstellt oder darstellen sollte, so hat die jüngere Vergangenheit doch gezeigt, dass die Verhandlung von Verträgen nach § 132d SGB V sehr wohl ein Wettbewerbsfeld zwischen Krankenkassen und Leistungserbringern darstellt und gerade auf Seiten der Leistungserbringer die Lernkurve hier enorm war. Drei Varianten der Vertragsgestaltung haben sich dabei herauskristallisiert:

Vertragsverhandlungen im Rahmen der SAPV

71

1. Abschluss von Rahmenverträgen, d. h. regionale Versorgungsnetzwerke können bei Erfüllung der Qualitätsanforderungen einem Rahmenvertrag beitreten. Dieses Modell lehnt sich weitest möglich an das für niedergelassene Ärzte gewohnte Kollektivvertragssystem an (z. B. Nordrhein, Kassenärztliche Vereinigung Nordrhein 2009).
2. Individuelle Verhandlung, insbesondere der Vergütung, einzelner regionaler Netzwerke mit den Krankenkassen (z. B. Bayern) im Rahmen eines landesweiten Mustervertrags.
3. Leistungserbringer schließen sich zu (Verhandlungs-)Gemeinschaften zusammen und verhandeln landesweit gültige Musterverträge mit Regelung der Vergütung; regionale Netzwerke schließen bei Erfüllung der Qualitätsvoraussetzungen einen Vertrag zu diesen Konditionen (z. B. Hessen, Baden-Württemberg). Zwar ist oft die Bündelung der Nachfragemacht, also das gemeinsame Auftreten der Kostenträger bei den Verhandlungen, der Auslöser für die dann zwangsläufig notwendige Bündelung auf Anbieterseite (Beck 2011), letztlich bietet aber dieses Vorgehen Vorteile für alle Beteiligten. Unter anderem kann durch das Einbringen einzelner Kompetenzen in die Verhandlungsgruppe die Effektivität gesteigert werden, denn nicht jeder Beteiligte muss alles können. Dem steht aber andererseits ein hoher Abstimmungsbedarf innerhalb der Verhandlungsgruppen entgegen. In der doch sehr inhomogenen Gruppe der Leistungsanbieter die Legitimation einer handlungsfähigen Delegation zu erreichen und Konsens über die verhandelten Inhalte zu erzielen, war sehr herausfordernd. Daher erklärt sich, dass auch diese Herangehensweise an die Vertragsverhandlung sehr viel Zeit— um nicht zu sagen »eine gefühlte Ewigkeit« – benötigte. Aber der eigentlich bahnbrechende Erfolg war, dass in dieser Arbeitsgemeinschaft der Leistungsanbieter nicht nur eine sektoren- sondern auch professionenübergreifende Zusammenarbeit erfolgreich praktiziert wurde. In der »Landesarbeitsgemeinschaft SAPV Baden-Württemberg« sind sowohl Klinik- als auch niedergelassene Ärzte, die Krankenhausgesellschaft und die Wohlfahrtsverbände, als auch stationäre wie ambulante Pflege vertreten.

Des Weiteren ist die Verhandlung eines landesweiten Mustervertrags eine Grundvoraussetzung, um in absehbarer Zeit auch nur annähernd eine flächendeckende Versorgung mit SAPV zu erreichen. Damit wird die Voraussetzung geschaffen, dass kein Preiswettbewerb zwischen den entstehenden Palliativ Care Teams herrscht, sondern allenfalls ein Wettbewerb um die bessere Versorgungsqualität. Dabei stellt sich aber auch die Frage, inwieweit auf Basis eines landesweiten Mustervertrags eine Standardisierung möglich ist. Immerhin sind die zu versorgenden Regionen sehr unterschiedlich, ebenso die vorhandenen gewachsenen Strukturen der Palliativversorgung, die ja berücksichtigt werden sollen. Dies setzt zwingend ein gewisses Maß an Individualität für die jeweilige Versorgungsregion voraus.

Man muss sich letztlich aber darüber im Klaren sein, dass alles hier Beschriebene lediglich eine Momentaufnahme darstellt und weiterhin viele unterschiedliche Entwicklungen im Fluss sind.

4.1.3 Vergütungsvereinbarung

Grundvoraussetzung für die Verhandlung realistischer Vergütungen ist eine fundierte Kalkulation der zu erwartenden Kosten und Leistungen eines regionalen Versorgungsnetzes. Zwar gibt es eine ganze Reihe von Kosten beeinflussenden regionalen Faktoren (Bevölkerungsdichte, durchschnittliche Entfernungen, vorhandene Versorgungsstrukturen etc.), aber die folgenden Beispielkalkulationen für den Aufbau eines Palliativ Care Teams orientieren sich an den geforderten strukturellen Voraussetzungen.

Kostenkalkulation

Tab. 4.1: Annahmen zur Kostenkalkulation

17	Anzahl Pat. nach 3 Monat
2	Anstieg Pat. pro Monat nto.
1.800 €	Umsatz pro Pat. und Monat 1. Jahr (durchschnittliches Budget)
2.000 €	Umsatz pro Pat. und Monat 2. Jahr (durchschnittliches Budget)
2.100 €	Umsatz pro Pat. und Monat 3. Jahr (durchschnittliches Budget)
2.300 €	Umsatz pro Pat. und Monat 4. Jahr (durchschnittliches Budget)

Personalpool

	Funktion	Einstufung	Kosten pro Monat AG bto.	Umfang 1. Jahr	Umfang 2. Jahr
1	Koordinator	freigestellt	5.000 €	0,50	0,75
1	Koordinator	in der Pflege	5.000 €	0,50	0,25
2	Pflegefachkraft		4.000 €	2,00	4,00
2	Pflegefachkraft Ber.		4.000 €	1,00	1,00
3	Arzt		8.000 €	0,75	1,50
3	Arzt Ber.		8.000 €	0,75	0,75
3			– €	0,00	0,00
4			– €	0,00	0,00
4			– €	0,00	0,00
	Summe VZ ohne Aushilfen			5,50	8,25
	Summe VZ ohne freigestellte PDL und Aushilfen			5,00	7,50
	Summe VZ ohne freigestellte PDL mit Aushilfen			5,00	7,50
	durchschn. Pat.			16	27
	Pat./VZ			3,17	3,62

5,0 %	Personalnebenkosten
2,5 %	Perskostensteigerung p.a.

	1. Jahr	2. Jahr
Personal Verwaltung	1.500 €	2.000 €
Umlage PersBu	300 €	350 €
Umlage FiBu	3.000 €	3.000 €
Umlage Overhead	5.000 €	5.000 €
LAG-Umlage	500 €	500 €
Investitionen	1.000 €	1.000 €
Nutzungsdauer	1	1

5,0 %	Zinsen p. a. für Kapitalbindung

	Mon 1	Mon 2	Mon 3	Mon 4	Mon 5	Mon 6	Mon 7	Mon 8	Mon 9	Mon 10	Mon 11	Mon 12
Erträge	0	0	18.000	21.600	25.200	28.800	32.400	36.000	39.600	43.200	46.800	50.400
Anzahl Pat	0	0	10	12	14	16	18	20	22	24	26	28
Man. Rückgänge								0				
Aufwand	35.414	35.414	35.414	35.414	35.414	35.414	35.414	35.414	35.414	35.414	35.414	35.414
Personalkosten	31.950	31.950	31.950	31.950	31.950	31.950	31.950	31.950	31.950	31.950	31.950	31.950
Pflege-Pfleged enstltg. Freigestellt	2.500	2.500	2.500	2.500	2.500	2.500	2.500	2.500	2.500	2.500	2.500	2.500
Pflege-Pflegedienstltg. In der Pf ege	2.500	2.500	2.500	2.500	2.500	2.500	2.500	2.500	2.500	2.500	2.500	2.500
Pflegefachkräfte	12.000	12.000	12.000	12.000	12.000	12.000	12.000	12.000	12.000	12.000	12.000	12.000
Ärzte	12.000	12.000	12.000	12.000	12.000	12.000	12.000	12.000	12.000	12.000	12.000	12.000
	0	0	0	0	0	0	0	0	0	0	0	0
Verwaltung	1.500	1.500	1.500	1.500	1.500	1.500	1.500	1.500	1.500	1.500	1.500	1.500
Personalnebenkosten	1.450	1.450	1.450	1.450	1.450	1.450	1.450	1.450	1.450	1.450	1.450	1.450
Betriebskosten	3.381	3.381	3.381	3.381	3.381	3.381	3.381	3.381	3.381	3.381	3.381	3.381
Abschreibung auf Investitionen	83	83	83	83	83	83	83	83	83	83	83	83
operatives Ergebnis	-35.414	-35.562	-17.710	-14.184	-10.643	-7.087	-3.517	69	3.669	7.284	10.915	14.560
Zinsen		-148	-296	-370	-429	-473	-502	-517	-517	-502	-471	-426
operatives Ergebnis inkl. Zinsen	-35.414	-35.709	-18.006	-14.553	-11.071	-7.560	-4.019	-448	3.152	6.783	10.443	14.134
kumuliertes operatives Ergebnis inkl. Zinsen	-35.414	-70.976	-88.686	-102.869	-113.512	-120.599	-124.116	-124.047	-120.378	-113.094	-102.180	-87.619
Umlage	733	733	733	733	733	733	733	733	733	733	733	733
Ergebnis nach Umlage	-36.148	-36.295	-18.443	-14.917	-11.376	-7.820	-4.250	-665	2.936	6.551	10.181	13.827
kumuliertes Ergebnis nach Umlage		-72.443	-90.886	-105.803	-117.179	-124.999	-129.249	-129.914	-126.978	-120.427	-110.246	-96.419

Tab. 4.2: Details zur Kostenkalkulation

Tab. 4.2: Details zur Kostenkalkulation (Fortsetzung)

	Mon 13	Mon 14	Mon 15	Mon 16	Mon 17	Mon 18	Mon 19	Mon 20	Mon 21	Mon 22	Mon 23	Mon 24
Erträge	**58.000**	**58.000**	**58.000**	**58.000**	**56.000**	**54.000**	**52.000**	**50.000**	**50.000**	**52.000**	**52.000**	**54.000**
Anzahl Pat	29	29	29	29	28	27	26	25	25	26	26	27
Man. Rückgänge	1	2	2	2	3	3	3	3	2	1	2	1
Aufwand	52.194	52.194	52.194	52.194	52.194	52.194	52.194	52.194	52.194	52.194	52.194	52.194
Personalkosten	**48.329**	**48.329**	**48.329**	**48.329**	**48.329**	**48.329**	**48.329**	**48.329**	**48.329**	**48.329**	**48.329**	**48.329**
Pflege-Pflegedienstttg. Freigestellt	3.844	3.844	3.844	3.844	3.844	3.844	3.844	3.844	3.844	3.844	3.844	3.844
Pflege-Pflegedienstttg. In der Pflege	1.281	1.281	1.281	1.281	1.281	1.281	1.281	1.281	1.281	1.281	1.281	1.281
Pflegefachkräfte	20.500	20.500	20.500	20.500	20.500	20.500	20.500	20.500	20.500	20.500	20.500	20.500
Ärzte	18.450	18.450	18.450	18.450	18.450	18.450	18.450	18.450	18.450	18.450	18.450	18.450
	0	0	0	0	0	0	0	0	0	0	0	0
Verwaltung	2.050	2.050	2.050	2.050	2.050	2.050	2.050	2.050	2.050	2.050	2.050	2.050
Personalnebenkosten	2.204	2.204	2.204	2.204	2.204	2.204	2.204	2.204	2.204	2.204	2.204	2.204
Betriebskosten	**3.782**	**3.782**	**3.782**	**3.782**	**3.782**	**3.782**	**3.782**	**3.782**	**3.782**	**3.782**	**3.782**	**3.782**
Abschreibung auf Investitionen	**83**	**83**	**83**	**83**	**83**	**83**	**83**	**83**	**83**	**83**	**83**	**83**
operatives Ergebnis	5.441	5.464	5.487	5.509	3.532	1.547	-446	-2.448	-2.458	-469	-471	1.527
Zinsen	-365	-342	-320	-297	-274	-259	-253	-255	-265	-275	-277	-279
operatives Ergebnis inkl. Zinsen	5.076	5.121	5.167	5.213	3.259	1.288	-699	-2.703	-2.723	-744	-748	1.248
kumuliertes operatives Ergebnis inkl. Zinsen	-82.178	-76.714	-71.228	-65.718	-62.186	-60.639	-61.085	-63.534	-65.992	-66.461	-66.931	-65.404
Umlage	738	738	738	738	738	738	738	738	738	738	738	738
Ergebnis nach Umlage	**4.704**	**4.726**	**4.749**	**4.772**	**2.795**	**810**	**-1.184**	**-3.186**	**-3.196**	**-1.206**	**-1.208**	**790**
kumuliertes Ergebnis nach Umlage	**-91.716**	**-86.989**	**-82.240**	**-77.468**	**-74.673**	**-73.864**	**-75.048**	**-78.234**	**-81.429**	**-82.636**	**-83.844**	**-83.054**

Bereich	Kostenart	Plan Gesch.-jahr 1	Plan Gesch.-jahr 2
Pflege	Pflegehilfsmittel/ Verbrauchsmaterial	1.500 €	1.750 €
Organisation	EDV	5.000 €	4.000 €
	Hardware	4.000 €	2.500 €
	Telefon	1.200 €	1.200 €
	Büromaterial (laufend)	1.000 €	1.000 €
	Porto	220 €	330 €
	Versicherungen	400 €	400 €
Miete und Nebenkosten	Miete Nebenkosten (Strom/Heizung)	10.000 €	10.000 €
	Reinigung	1.800 €	1.800 €
Fuhrpark (bspw. Ford Fiesta)	Anzahl Kfz	3,00	4,00
	Steuern	450 €	600 €
	Benzln	3.000 €	6.000 €
	Versicherung	1.800 €	2.400 €
	Wartung	1.500 €	2.000 €
	Leasing	3.500 €	7.000 €
Öffentlichkeitsarbeit	Prospektmaterial	1.500 €	1.000 €
	Internet	1.000 €	1.000 €
	Telefonbucheintrag	1.500 €	1.500 €
	Anzeigen	600 €	600 €
	Öffentliche Veranstaltungen	600 €	300 €
Gesamt		40.570 €	45.380 €

Tab. 4.3: Details Betriebskosten

Tab. 4.4: Übersicht Ergebnis

		1. Jahr	2. Jahr
1.	Ertrag aus Pflegeleistungen	342.000 €	652.000 €
2.	Personalaufwand	–383.400 €	–579.945 €
3.	Abschreibungen	–1.000 €	–1.000 €
4.	Betriebskosten	–40.570 €	–45.380 €
	operatives Ergebnis	–82.970 €	25.675 €
	operatives Ergebnis inkl. Zinsen	–92.269 €	**18.756 €**
	kumuliertes operatives Ergebnis inkl. Zinsen		–73.513 €
	Umlage	8.800 €	8.850 €
	Ergebnis nach Umlage	–96.419 €	**13.365 €**
	kumuliertes Ergebnis nach Umlage		–83.054 €
	Max. Liquiditätsbedarf (operativ inkl. Zinsen)	124.116 €	
	Max. Liquiditätsbedarf (inkl. Umlagen)	129.914 €	
	DB-marge	–24 %	4 %
	Durchschnittlich Kunden	16	27
	Break-even durchschn. Kunden (operatives Erg.)	20	26
	Break-even durchschn. Kunden (inkl. Umlage)	20	27

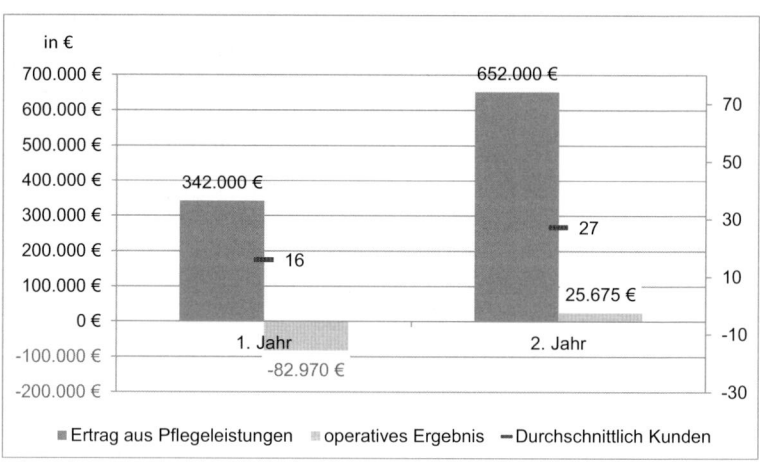

4.2 Umsetzung

Ein Kernpunkt des Umsetzungskonzepts des »Freiburger Wegs« (Becker, Kössl & Lüdke 2010) in Hinblick auf die zu berücksichtigenden Sektorengrenzen ist wie folgt formuliert: »Durch die Zusammenarbeit von Brückenpflege, spezialisierter ambulanter Palliativpflege der Gesellschafter und Kooperationen und dem integrierten ärztlichen Konsiliardienst, der von Seiten der Kliniken und der niedergelassenen Praxen gewährleistet wird, wird eine bestmögliche Schmerztherapie und Symptomkontrolle gewährleistet, so dass Klinikaufenthalte vermieden oder verkürzt werden. Einer großen Zahl schwerkranker Menschen soll es damit möglich werden, die letzte Lebenszeit umfassend betreut zu Hause in ihrer vertrauten Umgebung zu verbringen.«

Begleitet wird das Umsetzungskonzept von einer detaillierten Umsetzungsplanung. Wie in jedem guten Projektmanagement sind Meilensteine, Zeitlinien und Ressourcen zu planen und zu überwachen. Außerdem begleitet und steuert ein Entwicklungsbeirat den Prozess. Die daraus entwickelte Struktur ist im Organigramm in ▶ **Abb. 4.2** dargestellt.

Organigramm des Palliativnetz Freiburg gGmbH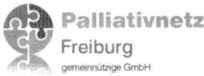

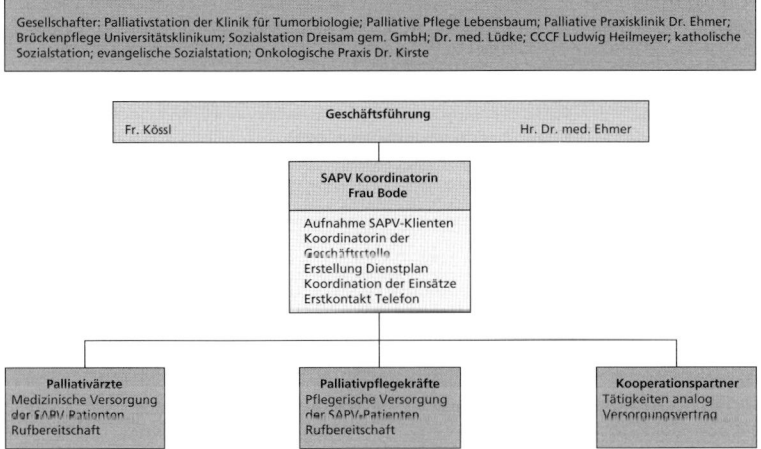

Abb. 4.2: Organigramm des Palliativnetz Freiburg gGmbH

4.3 Herausforderungen in der praktischen Umsetzung

Die Herausforderungen in der praktischen Umsetzung wurden im vorausgegangenen Kapitel diskutiert. An dieser Stelle soll noch dezidiert auf einige kritische Punkte, die insbesondere die Sektorengrenzen betreffen, eingegangen werden.

4.3.1 Schnittstellen

Der Patient, seine Selbstbestimmung und seine Lebensqualität stehen im Mittelpunkt der Arbeit eines Palliativ Care Teams (PCT). Daher lassen sich die in dieser Versorgung auftretenden Schnittstellen auch am besten anhand einer patientenzentrierten Darstellung aufzeigen, denn jede Schnittstelle zum Patient ist auch eine Schnittstelle des PCT (▶ **Abb. 4.3**).

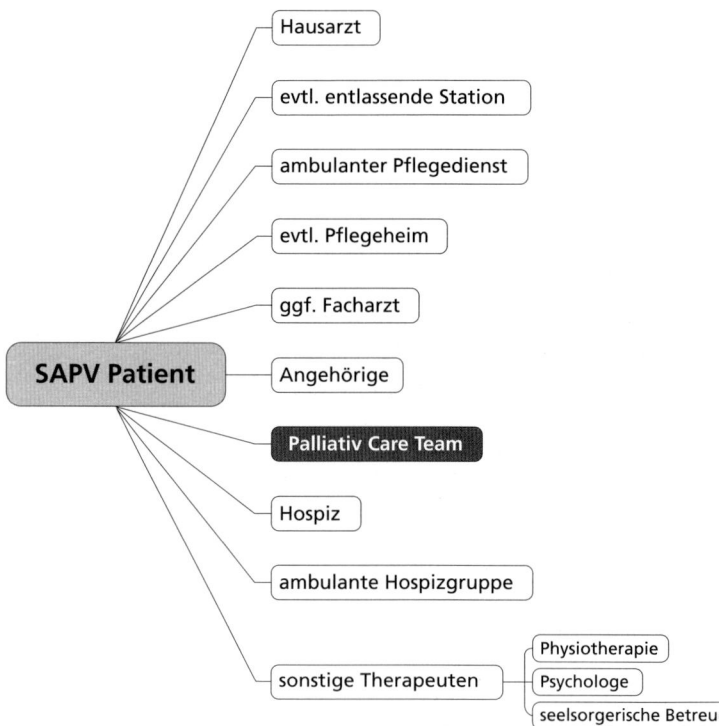

Abb. 4.3: Schnittstellen SAPV-Patient/ Palliativ Care Team

4.3.2 Kommunikation

Die ▶ **Abb. 4.3** lässt erahnen, wie hoch im Einzelfall der Kommunikationsbedarf im Rahmen des Versorgungsprozesses werden kann. Dabei sollten zwei Aspekte beachtet werden. Erstens ein eher psychologischer Aspekt. Die Kommunikation mit Beteiligten des Versorgungsprozesses, insbesondere wenn es nur selten zu einer Zusammenarbeit mit dem PCT kommt, sollte insbesondere von Wertschätzung gekennzeichnet sein. Das PCT ist eine Gruppe von Spezialisten für eine besondere Situation. Die Fachkompetenz dieser Spezialisten sollte natürlich das nötige Gewicht haben, wenn Konsens für Entscheidungen getroffen werden muss. Aber SAPV ist eben »nur« eine Zusatzleistung, die die bestehende Versorgung nicht ersetzt oder verdrängt. Und genau das sollte in der Kommunikation auch immer klar sein.

Zweitens ein eher technischer Aspekt. Die Kommunikation im Versorgungsprozess ist ein Bereich, dem sich das Qualitätsmanagement des PCT frühzeitig widmen sollte. Jeder Beteiligte muss zum richtigen Zeitpunkt die für ihn relevanten Informationen haben. Dabei gehen Kommunikation und geeignete Dokumentation natürlich ineinander über. Generell macht es Sinn, sich hier über klare Regelungen an bestimmten Schnittstellen Gedanken zu machen und wenn möglich diese in standardisierten Arbeitsanweisungen festzuhalten. Ein Beispiel wäre der Fall einer notwendigen Krankenhauseinweisung eines SAPV-Patienten. Hier ist eine Regelung hilfreich, die verhindert, dass dieser Patient den »normalen« und möglicherweise längeren Weg der Aufnahme im Krankenhaus durchläuft, sondern sehr sensibel und gezielt gesteuert wird. Am Beispiel des Entlassungsmanagements wird in ▶ **Abb. 4.4** ein solcher Standard detailliert beschrieben.

Kommunikationsbedarf im Rahmen der SAPV

Standard Entlassungsmanagement Palliativversorgung

Problemfelder der Palliativversorgung zu Hause

- Infrastruktur ambulant
- Insuffiziente Symptomkontrolle
- Überforderung/ Spannung des sozialen Umfeldes
- Nicht indizierte Akuteinweisung
- Kosten

Wichtige Faktoren einer Palliativversorgung

- Sektorenübergreifende Versorgung
  - Station, Hausarzt, Brückenpflege, Seelsorge, Apotheke, Hausarzt, Pflegedienst, ggf. Hospiz
- Informationsvernetzung und Aufgabenteilung
- Beratung von Angehörigen über Möglichkeiten und auch Grenzen der Versorgung des Klienten zu Hause
- Organisation von Pflegehilfsmitteln vor der Entlassung
- Durchführung eines diagnostischen Hausbesuches ob Versorgung in dem häuslichen Umfeld überhaupt möglich ist
- Erstellen von Notfallplänen und ggf. Patientenverfügungen und Vorsorgevollmachten
- Krisenintervention zur Vermeidung von erneuten Klinikeinweisungen

Abb. 4.4: Standard Entlassungsmanagement

Wenn der Klient entlassen wird

- Statuserhebung, Pflegebedarfsermittlung
- Wie und zu welcher Zeit ist der Hausarzt erreichbar?
- Erstellen eines Bedarfsmedikationsplanes
- Sind Notfallmedikamente vor Ort?
- Notfallplan
- Aufgabenteilung innerhalb des Versorgungsnetzes
- Erreichbarkeit der Beteiligten
- Regelmäßiger Informationsaustausch muss gewährleistet sein
- Prophylaktische Krisenintervention
- Erkennen von Problemfeldern innerhalb der sozialen Struktur
- Frühzeitiges Intervenieren zu Eskalationsvermeidung
- Erweiterung des Psychosozialen Netzwerkes bei Überspannung innerhalb des Betreuerteams
- Sorgsamer Umgang mit den eigenen Ressourcen
- Achtsamer Umgang mit Klient und seinen Angehörigen- wir kommen als Gast in seine Häuslichkeit
- Grundsatz ambulant vor stationär- manchmal ist eine stationäre Einweisung notwendig und sinnvoll
- **Nicht** jeder Palliativpatient kann zu Hause versorgt werden

Abb. 4.4: Standard Entlassungsmanagement (Fortsetzung)

4.3.3 Koordination (Case Management)

»Case Management« oder Unterstützungsmanagement, zunächst als Erweiterung der Einzelfallhilfe in den USA entwickelt, ist zu einer methodischen Neuorientierung in der Sozialen Arbeit und im Gesundheitswesen geworden. Systemische und ökosoziale Perspektive kommen in dieser Konzeption grundlegend zum Ausdruck. Case Management soll Fachkräfte im Sozial- und Gesundheitswesen befähigen, unter komplexen Bedingungen Hilfemöglichkeiten abzustimmen und die vorhandenen institutionellen Ressourcen im Gemeinwesen oder Arbeitsfeld koordinierend heranzuziehen. Aufgabe ist es, ein zielgerichtetes System von Zusammenarbeit zu organisieren, zu kontrollieren und auszuwerten, das am konkreten Unterstützungsbedarf der einzelnen Person ausgerichtet ist und an deren Herstellung die betroffene Person konkret beteiligt wird. Nicht die Qualitäten als Berater/-in allein sind gefragt, sondern die als Moderatoren mit Letztverantwortung, die im Prozess der Hilfe die Bedürfnisse der Klienten einschätzen, die die Planung und Sicherung der Bereitstellung medizinischer und sozialer Dienstleistungen koordinieren, die Prioritäten setzen und ggf. zukünftig Standards erarbeiten bzw. festlegen und für ihre Einhaltung sorgen. Ziel ist eine Qualitätsgewährleistung, die untrennbar verknüpft ist mit der Sicherung von Konsumentenrechten.

Relevant im Case Management ist die Unterscheidung von *Fallmanagement* (Optimierung der Hilfe im konkreten Fall) und *Systemmanagement* (Optimierung der Versorgung im Zuständigkeitsbereich). Die Übergänge von Systemmanagement zum Case Management sind fließend (Löcherbach et al. 2005).

Im Bereich der Erbringung der Spezialisierten Ambulanten Palliativversorgung bedeutet das, Fallmanagement und Systemmanagement optimal miteinander zu verbinden und im interdisziplinären Team umzusetzen.

Die Bedürfnisse der Palliativpatienten sollen erkannt werden und koordiniert innerhalb der versorgenden Disziplinen (dazu zählen auch die Mitversorger Pflegedienste, Hausärzte, Physiotherapeuten, Seelsorge etc.) umgesetzt werden, dabei behält der Case Manager das gesamte Versorgungsszenarium im Auge.

> Die Vielschichtigkeit der in einer SAPV notwendigen Koordination kann man gut anhand der Stellenbeschreibung Koordinator(in) des Palliativnetzes Freiburg aufzeigen.

- Aufgaben und Ziele
  a) Einrichtung
  – Koordination der Gesamtaufgaben der Einrichtung, insbesondere Management, Struktur- und Ablauforganisation
  – Koordination der palliativmedizinischen und palliativpflegerischen Aufgaben
  – Schaffung eines angenehmen Betriebsklimas, in dem jeder Mitarbeiter optimale Leistungen erbringt und sich mit der Einrichtung identifiziert
  – Führung der Mitarbeiter unter Berücksichtigung ihrer Interessen, Stärken und Schwächen
  – rechtzeitiges Erkennen von Problemen im Arbeitsprozess
  – Schaffung eines geeigneten Konfliktmanagements
  – Sicherung einer effektiven und kooperativen Zusammenarbeit mit allen externen Kooperationspartnern
  – enge Zusammenarbeit mit der Geschäftsführung
  – professionelle Vertretung der Einrichtung nach außen
  – Erstellung, Anpassung, Umsetzung und ständige Verbesserung des Konzepts »Freiburger Weg« gemäß der von der Geschäftsführung vorgegebenen Ziele
  – Erstellen von Qualitätsstandards, Qualitätshandbuch und Leitlinien
  – Vernetzung mit anderen Palliativeinheiten und Palliativ Care Teams in Baden-Württemberg
  – wirtschaftlicher Umgang mit Betriebsmitteln
  b) Patient
  – Förderung und Verbesserung der Lebensqualität schwerstkranker Menschen
  – Förderung und Verbesserung der Selbstbestimmung
  – Vermeidung unnötiger stationärer Aufenthalte in der Lebensendphase

Stellenbeschreibung Koordinator(in)

- Abgrenzung unterschiedlicher palliativspezifischer Krankheitsbilder
- menschenwürdige Begleitung Sterbender/dem Kranken die Sicherheit geben, dass er bis zum Tod ein wichtiger Teil der Gesellschaft ist
- Anpassung der Versorgung an den jeweiligen Gesundheitszustand und die Bedürfnisse des Menschen
- Fachliche Qualifikation
  - Pflegefachkraft, Krankenschwester, Gesundheits- und Krankenpflegerin oder Altenpflegerin
  - Weiterbildung zur Palliativ Care Fachkraft (160 Stunden)
  - mindestens 5 Jahre Berufserfahrung
  - mindestens 6 Monate Tätigkeit in einer Einrichtung der Palliativversorgung (stationäres Hospiz, Palliativstation, ambulanter Palliativdienst, ambulanter Palliativpflegedienst)
  - Weiterbildung zur Leitung einer ambulanten Pflegeeinrichtung (mind. 460 Stunden) oder vergleichbare Ausbildung
  - Leitungserfahrung
  - Ausbildung und/oder mehrjährige Erfahrungen im Bereich Case Management
  - besondere Fachkenntnisse zu den palliativspezifischen Krankheitsbildern
  - Tumorerkrankungen, chronische Herzkreislauferkrankungen, neurologische Erkrankungen
  - umfassende Kenntnisse in der Symptomkontrolle
  - sehr gute Kenntnisse im Bereich Schmerzmanagement/Umgang mit Schmerzpumpen
  - umfassende Kenntnisse von Pflegemaßnahmen, wie z. B. Portversorgung, Wundmanagement, Tracheostomaversorgung
- Persönliche Grundfähigkeiten
  - Organisationstalent
  - Entscheidungsfreudigkeit
  - Verantwortungsbereitschaft
  - Handlungsfähigkeit
  - Einsatzbereitschaft
  - Umsetzungsfähigkeit
  - sicheres Auftreten
  - sprachliche Gewandtheit
  - Durchsetzungsvermögen und Konfliktfähigkeit
  - eigene Kritikfähigkeit und Selbstreflexion
  - Fähigkeit zur Analyse, Reflexion und Synthese
  - Ausgeglichenheit, Ausdauer, Initiative und Einsatzbereitschaft
  - Einfühlungsvermögen
  - pädagogisches Geschick und Fähigkeit, ein Team zu motivieren
  - Urteilsvermögen
  - innere Stabilität
  - Bereitschaft zur ständigen und umfassenden eigenen Fortbildung

- besondere menschliche Ruhe und Besonnenheit im Umgang mit schwerstkranken sterbenden Menschen
- Verhaltenssicherheit in palliativen Notfällen
- Fähigkeit, fremdes Leid aushalten zu können
- Bereitschaft, Fähigkeit und Interesse nachgeordneten Pflegekräften fachpraktisches Wissen zu vermitteln
- Verschwiegenheit und Vertrauenswürdigkeit

Zuordnung der Stelle/Weisungsbefugnisse
- Aufgaben und Kompetenzen
  a) Organisation und Management
  - Schaffung von Strukturen, die allen Funktionsbereichen eine möglichst eigenverantwortliche Arbeit ermöglicht
  - Sicherung einer modernen Informationskultur innerhalb der Einrichtung
  - Durchführung und Leitung von regelmäßigen Besprechungen mit allen an der Versorgung Beteiligten
  - Sicherung der reibungslosen Zusammenarbeit aller Leistungserbringer untereinander
  - Beilegung von Konflikten zwischen verschiedenen Leistungserbringern
  - Entscheidung über die Anschaffung von bereichsübergreifenden neuen Arbeitsmitteln bis zu einem Betrag von
  - Schaffung und Kontrolle eines einrichtungsinternen Qualitätsmanagements
  - Einhaltung, Überprüfung und Dokumentation aller für die Einrichtung geltenden Gesetze und Verordnungen (etwa: Arbeitsrecht, Arbeitssicherheit, Brandschutz, Hygiene, TÜV, Versicherungen)
  b) Patientenbezogene Aufgaben
  - Patientenaufnahme und Erstgespräch
  - Organisation und Koordination aller Maßnahmen der Versorgung im häuslichen Umfeld
  - Durchführung der spezialisierten Palliativversorgung gemäß Rahmenvertrag
  - Vorbereitung der Entlassung
  - Beschaffung von Hilfs- und Heilmitteln
  - Vernetzung aller an der Versorgung des Patienten Beteiligter (ggf. Organisation gemeinsamer Visiten)
  - Delegation der ärztlichen, pflegerischen und ehrenamtlichen Mitarbeiter/innen
  - regelmäßige Überprüfung der Versorgung durch regelmäßige Kontakte zu dem Patienten und seinem Versorgungsteam
  - Qualitätssicherung durch Evaluation
  - Erkennen, Dokumentieren und Behandeln von speziellen Symptomen nach ärztlicher Anordnung und unter Einhaltung der hausinternen Standards

- Beratung von Patienten und deren Angehörigen in Fragen der Nahrungsaufnahme und Flüssigkeitszufuhr
- Hilfe bei Angst, Erschöpfung, Schwäche
- Erkennen und Aktivieren der patienteneigenen Ressourcen
- Erkennen und Aktivieren der Ressourcen innerhalb der Familie
- Durchführung aller Maßnahmen zur Stabilisierung des häuslichen Umfeldes
- Einleiten von Sofortmaßnahmen und Benachrichtigung des Arztes im Notfall
- sorgfältige und gewissenhafte Führung der Pflegedokumentation/ Pallidoc
- sorgfältiger Umgang mit Medikamente, insbesondere Betäubungsmittel (BTM)
- Führen und Kontrollieren der Betäubungsmittel (BTM), des BTM-Buches und der BTM-Rezepte nach den gesetzlichen Bestimmungen
- z. B. Versorgung exulcerierender Wunden, Flüssigkeitsgabe, Versorgung Tracheostoma, PEG, Port a cart etc.
c) Beobachtung und Weitergabe von Informationen
- Beobachtung und Erfassung des Patienten auf mögliche Veränderungen unter den Aspekten des Allgemeinbefindens, des Krankheitsverlaufs, des Symptomgeschehens, seiner psychosozialen Bedürfnisse und ggf. Einleitung von besonderen Maßnahmen
- schriftliche und/oder mündliche rechtzeitige und lückenlose Weitergabe relevanter Beobachtungen an Arzt und Pflegefachkräfte
- Information des Arztes über Auswirkungen verordneter Therapien
- Leitung der Dienstübergaben und vollständige Übermittlung aller wichtigen Informationen an Kollegen
- Beachtung des Datenschutzes bei der Weitergabe von persönlichen Informationen
• Pflege Sterbender
a) Ziele
- einem sterbenden Patienten durch eine fachlich fundierte, ganzheitliche, individuelle Begleitung eine möglichst hohe Lebensqualität ohne Schmerzen unter größtmöglicher Selbstbestimmung gewährleisten
- Angehörige, Freunde und andere an der Betreuung Beteiligten des sterbenden Patienten in das Betreuungskonzept integrieren
- Definieren und Sichern unserer Pflegequalität
- Konzept der Spezialisierten Palliativbetreuung transparent für andere Hilfssysteme, externe Kräfte und Einrichtungen gestalten
b) Aufgaben der psychosozialen Betreuung
- Erkennen von sozialen und psychischen Notlagen bei Betroffen und Angehörigen
- Information, Beratung und Unterstützung der Patienten und Angehörigen

- Vorbereitung und Unterstützung der Patienten und Angehörigen auf Krisensituationen
- Hilfe bei Angst, Erschöpfung und Schwäche
- Kooperation und Vernetzung mit anderen Fachdiensten und Institutionen
- Teilnahme an Supervisionen zur Bewältigung der eigenen psychischen Belastung in der Versorgung schwerstkranker Menschen
- Aufgaben zum Qualitätsmanagement
  - Erstellung und Evaluation des Qualitätshandbuches
  - regelmäßiger Informationsaustausch über Neuerungen im Qualitätsmanagementhandbuch
  - Verpflichtung zur Arbeit nach den im Haus geltenden Standards
  - Verpflichtung zur sorgfältigen Dokumentation und Leistungserfassung
  - Teilnahme an internen und externen Fortbildungen aller Art
- Personalbezogene Aufgaben
- Betriebsbezogene Aufgaben
- Kommunikations- und Kooperationsbeziehungen
  Die Koordinatorin soll zu folgenden Personen und Institutionen eine Kommunikations- und Kooperationsbeziehung aufrechterhalten
  - Geschäftsführung
  - Verwaltung
  - anderen Teammitgliedern
  - Kooperationspartner
  - Haus- und Fachärzten
  - ambulanten Pflegediensten
  - stationären Einrichtungen
  - ambulanten Hospizgruppe

4.3.4 Qualitätsmanagement

Das Thema Qualitätssicherung und Qualitätsmanagement in der Palliativversorgung ist sehr komplex und lässt sich nicht dadurch vereinfachen, indem Kriterien und Instrumente aus der sonstigen Qualitätsarbeit unkritisch und schablonenhaft auf die Versorgung von sterbenden Menschen übertragen werden.

Zuerst müssen folgende Fragen beantwortet werden:

- Was bedeutet Qualität in der Palliativversorgung für Patienten, Angehörige, Leistungserbringer und Kostenträger?
- Wie lässt sich diese Qualität erreichen und kontinuierlich verbessern?
- Wie lässt sich diese Qualität messen?

Definitionsgemäß ist Ziel der Palliativversorgung nicht die Lebensverlängerung sondern die Verbesserung der Lebensqualität am Lebensende. Somit stellt sich zunächst nur die Frage, was ist zur Verbesserung der Lebensqualität dieser Zielgruppe erforderlich? So einfach die Frage, so schwierig die Antwort. Lebensqualität ist, besonders am Lebensende, von sehr vielen Faktoren abhängig. Von den Patienten selbst, ihren Lebensumständen, von der derzeitigen Krankheitsentwicklung und dem Krankheitsverlauf, um nur einige zu nennen. Zu irgendeinem Zeitpunkt im Verlauf der Palliativversorgung die Lebensqualität z. B. anhand eines Fragebogens zu messen, ist offensichtlich keine Lösung. Die Angehörigen dazu zu befragen, ist ebenfalls nicht zielführend. Wie also vorgehen?

Um der besonderen Situation am Lebensende gerecht zu werden, sind bestimmte Strukturvoraussetzungen erforderlich. Diese Voraussetzungen wurden bereits vom Gemeinsamen Bundesausschuss (GBA) und den Krankenkassen definiert. Sie sind Gegenstand der Vertragsverhandlungen mit den Krankenkassen und können in der Folge relativ einfach z. B. anhand eines Strukturerhebungsbogens überprüft werden.

Der Ablauf der Palliativversorgung, also der Versorgungsprozess, ist nicht überall gleich. Der Gesetzgeber hat vorgegeben, dass lokale Besonderheiten (z. B. Brückenpflege in Baden-Württemberg) bei der Umsetzung der SAPV berücksichtigt werden sollen. Somit muss jedes Palliativ Care Team (PCT) seine Versorgungsprozesse selbst analysieren und definieren. Das PCT muss sich Gedanken darüber machen, wie der Kernprozess beschrieben wird und dann wichtige Detailprozesse herausgreifen und beschreiben. Daraus können sich dann bei Bedarf Verfahrensanweisungen ergeben.

Herausforderungen im Rahmen des Qualitätsmanagements

Viel wichtiger als dieser formelle Akt, Prozesse zu beschreiben und zu kodifizieren, ist, dass sich alle Mitarbeiter im PCT auch daran halten. Viele Reibungsverluste im Team ergeben sich weniger durch einen Mangel an Absprachen als dadurch, dass sich einzelne Mitarbeiter nicht daran halten. Dadurch gehen z. B. Informationen verloren, es kommt zu Parallelarbeit, zu divergierenden Auskünften an Patienten, Angehörige oder Kooperationspartner, zu Misstrauen, Angst und Ärger. Diese Situationen belasten die Lebensqualität aller Beteiligten, nicht nur die des Patienten. Es muss also mehr Verbindlichkeit zwischen den Mitarbeitern geschaffen werden, die sich nur durch bessere Beziehungen zwischen den Mitarbeitern schaffen lässt. Die Teammitglieder müssen sich untereinander kennen und wertschätzen. Grundvoraussetzung ist eine gezielte Teamentwicklung ggf. mit professioneller Unterstützung. Für die Verbesserung der Zusammenarbeit wie der Arbeit am Patienten an sich, haben sich multiprofessionelle Qualitätszirkel bewährt. Die Mitglieder lernen die Denkweise der anderen Teammitglieder kennen, verstehen und wertschätzen. Will man über den Tellerrand hinausblicken, sind Peer Reviews in anderen PCT eine wertvolle Methode. Die PCT besuchen sich gegenseitig, tauschen sich aus und lernen voneinander.

Vielleicht ergeben sich durch gute Erfahrungen in der Palliativversorgung auch Impulse für das gesamte Gesundheitssystem. Durch reines Sammeln von Daten zur Qualitätssicherung, ohne dass auf Abweichungen reagiert wird, ergeben sich noch keine Qualitätsverbesserungen. Das Gegenteil ist der Fall. Durch Bürokratie werden den Patienten Zeit, Aufmerksamkeit und Zuwendung entzogen. Vielleicht kann sich durch einen anderen Blickwinkel auf das Qualitätsmanagement in der Palliativversorgung eine Trendwende im Gesundheitssystem und der Altenhilfe ergeben.

> Nachfolgend ein Beispiel für die Umsetzung von standardisierten Abläufen, die gerade gleich zu Beginn erstellt werden sollten.

Qualitätsmanagement allgemein

1. Beschreibung
Alle durch die Krankenkassen zugelassenen Einrichtungen der SAPV sind gemäß § 132d Abs. 1 SGB V zur Einführung und Aufrechterhaltung eines internen Qualitätsmanagementsystems verpflichtet. Gleichzeitig müssen sich die SAPV Einrichtungen externen Qualitätsprüfungen unterziehen (Abrechnungserstellung anlassbezogene Überprüfungen) und so die Qualität ihrer Leistungen unter Beweis stellen.

2. Zielsetzung
• Gesetzliche Vorschriften sind umgesetzt.
• Die Prozesse und Schnittstellen des Palliativnetzes Freiburg sind erkannt und geregelt.
• Die Zufriedenheit der Kunden und Mitarbeiter ist ein zentraler Aspekt im Qualitätsmanagementsystem des Palliativnetzes Freiburg.
• Grundlagen des Qualitätsmanagementsystems, seiner Umsetzung und Weiterentwicklung ist der kontinuierliche Verbesserungsprozess.
• Die oberste Leitung nimmt ihre Verantwortung wahr.
• Die Regelungen geben Mitarbeitern Sicherheit bei ihrer Arbeit und geben Kunden/Angehörigen/Bezugspersonen Sicherheit hinsichtlich der Qualität der Leistungen.

3. Inhalt der Regelungen
3.1 Strukturqualität
• Das Palliativnetz Freiburg verfügt über ein selbst erstelltes Qualitätsmanagementhandbuch. Dieses regelt zumindest:
  – Die im Qualitätsmanagementrahmenhandbuch als unmittelbar erforderlich definierten Regelungen und Bereiche enthalten Verfahrensanweisungen, Handlungsrichtlinien, Checklisten und Formulare. Es ist möglich, diese Regelungen auf mehrere Handbücher zu verteilen.

- Das Handbuch enthält zusätzlich die Verpflichtungserklärung der oberen Leitung, ein Inhaltsverzeichnis, die Übersicht über die Verteilung der Handbücher (wo steht welches Exemplar mit welcher Nummer?), bei einer Aufteilung des Handbuchs auf mehrere Bereichshandbücher zusätzlich die Standorte.
- Neu erstellte Verfahrensanweisungen/Standards etc. sollten zumindest folgende Punkte erfüllen:
  - Titel der Verfahrensanweisung
  - Zweck und Ziel der Verfahrensanweisung
  - Beschreibung der Regelung (Text oder Flussdiagramm)
  - Klärung der Verantwortlichkeiten
  - Geltungsbereich der Verfahrensanweisung
  - Dokumentation
  - Mitgeltende Dokumente
  - Begriffserläuterungen
  - Ersteller, Versionsnummer und Freigabe
- Im Laufe der Weiterentwicklung des Qualitätsmanagementsystems werden die im Qualitätsmanagementrahmenhandbuch als zusätzlich definierten Regelungen und Bereiche mit einbezogen.

3.2 Prozessqualität
- Das Qualitätsmanagementsystem wird im Palliativnetz Freiburg zielgerichtet eingeführt, kontinuierlich umgesetzt und weiterentwickelt. Als Basis dienen dazu eine grundlegende IST-Analyse des Palliativnetzes Freiburg, gewichtete Maßnahmenpläne und der kontinuierliche Verbesserungsprozess.
- Qualitätsmanagement ist allen Mitarbeiter vom Grundsatz her bekannt, es spielt sich nicht nur auf der Leitungsebene ab.
- Die Regelungen für die Standardisierung der Prozesse sind praxisnah und geben den Mitarbeitern Orientierung für die tägliche Arbeit.

3.3 Ergebnisqualität
- Gesetzliche Vorgaben und andere vertragliche Verpflichtungen sind erfüllt.
- Die Regelungen sind umgesetzt, dass die Anforderungen analog §§ SGB V erfüllt sind.
- Die Umsetzung der Regelungen des Qualitätsmanagementsystems ist nachvollziehbar.

Dokumentation und Dokumentenlenkung

1. Beschreibung
Die Dokumentation dient in allen Bereichen des Palliativnetzes Freiburg zum Nachweis der erbrachten Leistungen, der durchgeführten Qualitätsmanagementmaßnahmen und zur rechtlichen Absicherung. Dazu zählen neben den dokumentierten Regelungen und Formularen des

Handbuchs alle Dokumentationen der erbrachten Leistungen, durchgeführte Prüfungen und Auswertungen. Zur Nachvollziehbarkeit muss der Zugriff auf aktuelle und archivierte Aufzeichnungen und Unterlagen möglich sein.

2. Zielsetzung
- Gesetzliche und untergesetzliche Vorschriften, insbesondere zum Datenschutz, sind im Palliativnetz Freiburg umgesetzt.
- Der Zugriff auf aktuelle und archivierte Aufzeichnungen und Unterlagen ist für autorisierte Personen des Palliativnetzes Freiburg möglich.
- Die Nachvollziehbar der erbrachten Leistungen ist lückenlos möglich.
- Die Nachvollziehbarkeit der durchgeführten Qualitätsmaßnahmen ist möglich.

3. Inhalt der Regelungen
Ärzte/Pflege: 3.1 Strukturqualität
- Die Geschäftsführung und Koordinatoren des Palliativnetzes Freiburg arbeiten gezielt auf einen offenen Umgang mit Kritik und Beschwerden hin.
- Das Palliativnetz Freiburg verfügt über definierte Regelungen zur Dokumentation in den verschiedenen Bereichen
  - Pflegedokumentation

Verwaltung: 3.1 Strukturqualität
- Das Palliativnetz Freiburg verfügt über definierte Regelungen zur Dokumentation in den verschiedenen Bereichen.
- Das Palliativnetz Freiburg verfügt über definierte Regelungen zur Dokumentation in den verschiedenen Bereichen
  - Dokumentation gemäß ...
  - Dokumentation des Qualitätsmanagementsystems
- Das Palliativnetz Freiburg verfügt über definierte Regelungen zur Archivierung der Dokumente und Aufzeichnungen.
- Das Palliativnetz Freiburg verfügt über ein System, das den Zugriff auf stets aktuelle Formulare, Dokumente und Anweisungen sicherstellt.
- Es ist im Palliativnetz Freiburg eine stets aktuelle Handzeichenliste der Mitarbeiter vorzuhalten. Diese enthält auf jeden Fall:
  - Name und Vorname der Mitarbeiter, auch neuer Mitarbeiter
  - Qualifikation der Mitarbeiter
  - Handzeichen (bestehend aus zwei Buchstaben) der Mitarbeiter
  - Stand der Liste

Ärzte/Pflege/Verwaltung: 3.2 Prozessqualität
- Die Dokumentation erfolgt kontinuierlich anhand der vorgegebenen Regelungen.

- Die Mitarbeiter wissen, wie und was sie dokumentieren müssen und kennen die Regeln.
- Neue Mitarbeiter werden in die Dokumentation eingewiesen.
- Jeder Mitarbeiter dokumentiert die von ihm erbrachten Leistungen selbst.
- Die gesetzlichen Regelungen werden beachtet.

Ärzte/Pflege/Verwaltung: 3.3 Ergebnisqualität
- Gesetzliche Vorgaben und andere vertragliche Verpflichtungen sind erfüllt.
- Aktuelle Unterlagen sind im Zugriff und archivierte Unterlagen sind sicher aufbewahrt.
- Erbrachte Leistungen sind nachvollziehbar, ebenso Änderungen in der Leistungserbringung.

Literatur

Beck, D. (2011). 8. Stuttgarter Schmerzwochenende. SAPV – Status Quo in Baden-Württemberg, 02.07.2011. Stuttgart.

Becker, G., Kössl, A. & Lüdke (2010). Umsetzungskonzept Freiburger Weg. Freiburg.

Beyer, M., Erler, A. & Gerlach, F. M. (2010). Ein Zukunftskonzept für die hausärztliche Versorgung in Deutschland. 1. Grundlagen und internationale Modelle. Zeitschrift für Allgemeinmedizin 3, S. 93–98.

Gemeinsamer Bundesausschuss. (2010). Richtlinie zu Verordnung von SAPV.

Löcherbach, P. (2012). Was ist CM? http://www.case-manager.de/wasist.html, Zugriff am 28.05.2012.

Löcherbach, P., Klug, W., Remmel-Faßbender, R. & Wendt, W.-R. (Hrsg.) (2005). Case Management – Fall- und Systemsteuerung in Theorie und Praxis. München: Reinhardt.

Spitzenverband der Krankenkassen Bund (2008). Gemeinsame Empfehlungen zur Umsetzung der SAPV.

5 Aufbau der Spezialisierten Ambulanten Palliativversorgung (SAPV) im Landkreis Esslingen (Erfahrungen und Anregungen)

Florian Bochtler

Was bedeutet SAPV?

Die Spezialisierte Ambulante Palliativversorgung (SAPV) verfolgt mit ihrer Arbeit und ihren Versorgungsangeboten das Ziel, die Lebensqualität und Selbstbestimmung schwerstkranker Menschen zu erhalten, zu fördern und ihnen ein menschenwürdiges Leben bis zum Tod in ihrer vertrauten Umgebung zu ermöglichen.

> **Was ist ein SAPV Patient?**
> Ein Patient mit einer schwerwiegenden, nicht mehr heilbaren, weit fortgeschrittenen Erkrankung mit komplexen Symptomen *und* häufigem Interventionsbedarf.

Welche Formen der Leistungserbringung gibt es?

Beratung:

- Telefonat oder persönliches Gespräch mit Patienten oder Angehörigen
- Beratung von Behandlern der Primärversorgung

Koordination:

- Ressourcenfokussierte Versorgungsplanung
- Vernetzung mit ambulanten und/oder stationären Leistungserbringern

Versorgung:

- Beratung und Koordination
- Hausbesuche zu jeder Tages- und Nachtzeit (24-h-Ruf- und Einsatzbereitschaft)

5.1 Ausgangssituation

Im Landkreis Esslingen gab es durch die langjährige Vorarbeit der Esslinger Initiative e. V. (Gründung 1996), insbesondere der Arbeitsgruppe Palliative Versorgung/Hospiz, bereits eine sehr gute Grundlage für die Palliativ Care Versorgung der Menschen. Diese Vorarbeit bezog sich einerseits auf die Bewusstseinsbildung und andererseits auf das Angebot von Palliativ Care Kursen für Pflegeberufe und Palliativmedizinkurse zur Ausbildung von Palliativärzten. So haben seit 2006 Ärzte die Möglichkeit, Weiterbildungskurse zum Palliativmediziner zu besuchen. Diese Kurse führten dazu, dass es im Landkreis Esslingen derzeit ca. 40 Mediziner gibt mit der Zusatzbezeichnung Palliativmedizin. Weitere 20 haben in einem Basiskurs fundierte Grundkenntnisse in der Palliativversorgung erworben. Der Landkreis Esslingen verfügte bisher über keinen onkologischen Schwerpunkt und damit auch über keine an diesen gebundene Brückenpflege. Von den 65 ambulanten Pflegediensten im Landkreis werden inzwischen 200 Palliativfachkräfte vorgehalten, vorrangig von den 19 Diakonie- und Sozialstationen im Landkreis. Einige dieser Diakonie- und Sozialstationen verankerten die Palliative Care Versorgung der Patienten im Leitbild. Im Landkreis Esslingen wurden 2007 und 2008 Palliativstationen am Klinikum Esslingen und am Paracelsus-Krankenhaus in Ruit mit je acht Betten eingerichtet. Es gibt zudem eine Palliativstation im Klinikum Nürtingen.

Die ersten Hospizgruppen im Landkreis, die schwerstkranke und sterbende Menschen und ihre Angehörigen begleiten, entstanden bereits Anfang der 1990er Jahre. Im Jahr 2001 waren bereits 200 Mitarbeiter vorhanden.

Die Grundidee dieser Hospizinitiativen war es, den Umgang mit Sterben und Tod in die Gesellschaft zurückzuholen und die betroffenen Familien zu ermutigen und darin zu unterstützen, ihren schwerstkranken Angehörigen das Sterben zuhause zu ermöglichen. Ebenso war es diesen Hospizinitiativen ein Anliegen, dass die Menschen in den Pflegeheimen würdevoll und begleitet sterben können.

Inzwischen gibt es 13 ambulante Hospizdienste, die so über den Landkreis Esslingen verteilt sind, dass in allen Orten im Landkreis eine Begleitung der vom Sterben betroffenen Menschen gewährleistet werden kann. In der Gesamtheit stehen 287 Mitarbeiter für diese Aufgabe zur Verfügung. Ein stationäres Hospiz ist, nachdem nunmehr ein kirchlicher Träger mit ausreichenden finanziellen Mitteln zur Verfügung steht, geplant.

Interdisziplinäre Zusammenarbeit in einem Netzwerk

Die Vernetzung der an der Palliativversorgung Beteiligten erfolgt über vier Palliativverbünde im Landkreis Esslingen. Die Palliativverbünde sind informelle Zusammenschlüsse aller an der ambulanten Palliativversorgung Beteiligten. Die niedergelassenen Haus- und Fachärzte, die Kliniken, die Altenheime, die ambulanten Pflegedienste und die ambulanten Hospizdienste arbeiten gemeinsam an einer regionalen Verbesserung der Palliativversorgung. Sie sichern auf lokaler Ebene die Zusammenarbeit zwischen allen an der Palliativversorgung Beteiligten. Die Region Ostfildern hat zu Beginn des Jahres 2008 als erste Region einen solchen Verbund gegründet. Esslingen (Ende 2008), der Raum Kirchheim/Nürtingen (2009) und Filderstadt/Leinfelden-Echterdingen (2010) folgten. Wichtig sind dabei die interdisziplinäre Zusammenarbeit in einem Netzwerk, regelmäßige Treffen, das Einhalten von Qualitätsstandards sowie das regelmäßige Abhalten von Qualitätszirkeln. Alle an der Palliativversorgung Beteiligten sollen sich gegenseitig kennen lernen und ein Netzwerk aufstellen, in dem der Palliativpatient versorgt wird.

Neben den Bestrebungen im ehrenamtlichen Bereich wurde auf Initiative des Geriatrischen Schwerpunkts Esslingen im Klinikum Esslingen der »Arbeitskreis Ethik« gegründet. Eingeladen wurden dazu alle Mitarbeiter, die sich mit ethischen Fragen im Klinikalltag beschäftigen wollten. Mitglieder dieses Arbeitskreises führten Befragungen zur Qualität der Versorgung von Sterbenden in der Klinik und im häuslichen Bereich durch. Die Ergebnisse waren für den Aufbau der Palliativversorgung eine wichtige Ausgangsbasis. Der Arbeitskreis Ethik war der Grundstock für die Gründung eines Ethik-Komitees im Klinikum Esslingen. Nach dem gleichen Muster wurden jetzt auch Ethik-Komitees in anderen Kliniken des Landkreises gegründet. Diese sind offen für ethische Fragestellungen, die sich im ambulanten Bereich in der Palliative Care Versorgung ergeben.

Die Esslinger Initiative, der Kreisseniorenrat und die Hospizgruppe wurden 2001 gemeinsam beim Landrat vorstellig. Es konnte die Notwendigkeit einer Verbesserung der Palliativversorgung im Landkreis Esslingen vermittelt werden. Über die Altenhilfefachberatung des Landkreises wurde dann unter Leitung des Landrats Mitte 2001 ein Runder Tisch zur Verbesserung der Palliativversorgung im Landkreis Esslingen eingerichtet. An diesem Runden Tisch waren neben dem Landrat, dem Sozialdezernenten, der Altenhilfefachberatung alle relevanten Entscheidungsträger und relevanten Anbieter aus Gesundheitswesen und Altenhilfe des Landkreises Esslingen vertreten.

Runder Tisch zur Verbesserung der Palliativversorgung

Zusammenfassend ist festzustellen, dass es im Landkreis Esslingen eine breite Basis für die Einführung der SAPV gab. Die Möglichkeiten zur Kooperation waren vielfältig, eine Sensibilisierung der Bevölkerung hatte bereits in großem Umfang stattgefunden.

5.2 Herangehensweise

5.2.1 Umsetzung der SAPV als Projekt

Projektgruppe Nachdem der Landrat des Landkreises Esslingen, Hr. Eininger, den Kreiskliniken Esslingen im Jahr 2009 den Auftrag erteilte, die Spezialisierte Ambulante Palliativversorgung (SAPV) im Landkreis einzuführen, wurde dort eine Projektgruppe gegründet, um das Vorhaben professionell und effizient umzusetzen. Ein Teil des Auftrags bestand darin, die Koordinationsstelle für die SAPV im Rahmen der Kreiskliniken Esslingen umzusetzen. Die Projektgruppe bestand aus Mitarbeitern des ärztlichen Dienstes, des pflegerischen Dienstes und der Verwaltung.

Das Konzept zur Umsetzung der SAPV basiert auf einem vom Runden Tisch zur Verbesserung der Palliativversorgung, bzw. der dort eingerichteten Arbeitsgruppe, gemeinsam erarbeiteten flächendeckenden, kosteneffizienten Konzept zur Spezialisierten Ambulanten Palliativversorgung (gemäß § 132d Abs. 2 SGB V). Dieses konnte aufgrund der erfolgreichen Vorarbeit den Kostenträgern im Jahr 2009 vorgelegt werden.

Der Ablauf eines Projekts von der Projektidee zum abgeschlossenen Projekt unterteilt sich in vier Phasen:

1. Projekt initiieren
2. Projekt definieren inkl. Erstplanung
3. Projekt durchführen und steuern
4. Projekt abschließen

Abb. 5.1: Ablauf eines Projekts in vier Phasen

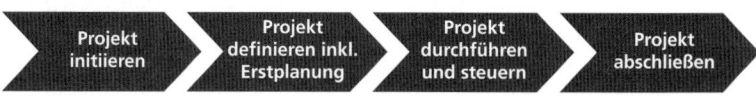

In diesem Fall konnte die erste Phase kurz gehalten werden. Fast alle Beteiligten waren frühzeitig in den Findungsprozess einbezogen. Es galt vor allem die Projektorganisation und den Projektleiter festzulegen. Als *Projektziele* wurden definiert:

- Optimale Versorgung der Palliativpatienten,
- unter Einbeziehung der niedergelassenen Palliativärzte und Palliativschwestern im Umfeld des Patienten,
- mittel- bis langfristige Verbesserung der Palliativversorgung und Vernetzung per se.

Als *Nicht-Ziele* wurden definiert:

- Übernahme der Palliativversorgung durch Palliativärzte und -schwestern aus den Krankenhäusern,
- Erschließung weiterer Erlöse für die Krankenhäuser,
- Gewinnung von Patienten für die Palliativstationen.

In der zweiten Phase konnten aufgrund der sehr guten Vorarbeit bereits sehr konkrete Planungen erfolgen. Hierbei ging es hauptsächlich darum, die Vorgaben aus dem bestehenden Konzept zu konkretisieren und den verschiedenen Beteiligten zuzuordnen. Des Weiteren wurden Lücken im Konzept geschlossen und Kosten- sowie Terminpläne erarbeitet.

Die dritte Phase war geprägt von der Umsetzung der geplanten Schritte. Es zeigte sich, dass an manchen Punkten ein höherer Abstimmungsaufwand nötig war als geplant. Zum Beispiel dauerte die Formulierung eines landesweit gültigen SAPV-Vertrages zwischen den Kostenträgern und den Leistungserbringern länger als ursprünglich gedacht.

In der vierten Phase ging es darum, die Erfahrungen aus dem Projekt zu sichern und das Projekt noch einmal Revue passieren zu lassen. Des Weiteren erfolgte die qualitative, finanzielle und terminliche Bewertung des Projekts.

5.2.2 Zahlen, Daten und Fakten Landkreis Esslingen

Der Landkreis Esslingen mit einer Fläche von ca. 640 km² liegt in Baden-Württemberg südöstlich von Stuttgart. In den 44 Städten und Gemeinden des Landkreises leben rd. 515.000 Menschen. Als Teil des Ballungsraums Stuttgart ist der Landkreis Esslingen im Westen dicht besiedelt und im Osten von einer dünner besiedelten, faszinierenden Landschaft am Albtrauf geprägt.

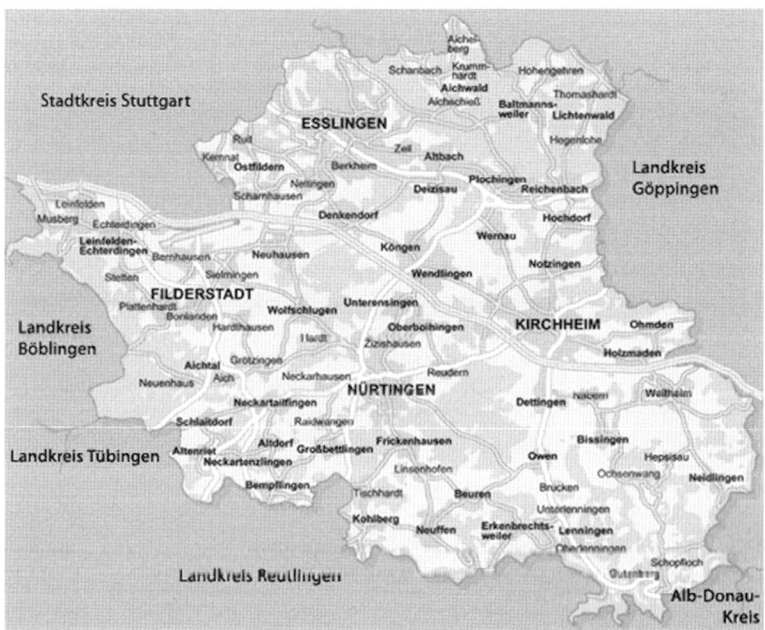

Abb. 5.2: Karte Landkreis Esslingen (www.landkreis-esslingen.de)

5.2.3 Struktur und Organisation der SAPV im Landkreis Esslingen

Der rechtliche Rahmen der SAPV:

- »SAPV-Vertrag« zwischen den Kreiskliniken Esslingen und den Krankenkassen (Mustervertrag SAPV BaWü: http://www.lag-sapv. net/index.php/dokumente/mustervertrag.html)
- Kooperationsverträge zwischen den Kreiskliniken Esslingen und den SAPV-Leistungserbringern
- Plattform für Selbstverwaltung der Leistungserbringer
  - Versammlung der SAPV-Leistungserbringer
  - Kuratorium

In der Übersicht:

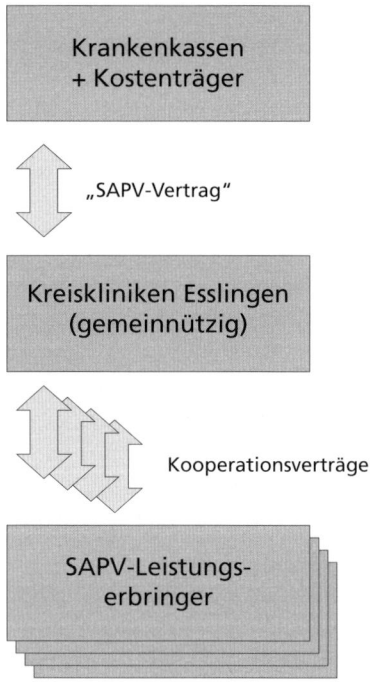

Abb. 5.3: Rechtlicher Rahmen der SAPV

Inhalt der Kooperationsverträge

Inhalt der Kooperationsverträge:

- Verbindlicher Rahmen für die Zusammenarbeit
- Gleiche Rechte und Pflichten der Kooperationspartner
- Einheitliche Organisations- und Koordinierungsstelle
- Jährliche Versammlung der Kooperationspartner
- Einrichtung des Kuratoriums

- Grundlage für Abrechnung der Erlöse
- Haftung nur für »eigene Fehler«
- Mediation bei Meinungsverschiedenheiten
- Beendigung zum Ende eines Quartals

Für die Organisation/Strukturierung wurde angenommen, dass im Jahr ca. 500 Patienten für die SAPV in Frage kommen. Ziel ist es, diese Zahl nach 2–2,5 Jahren (Ende 2012) zu erreichen.

Die SAPV im Landkreis Esslingen hat sich wie folgt organisiert (▶ **Abb. 5.4**):

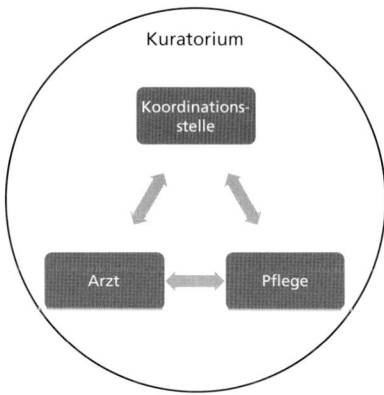

Abb. 5.4: Selbstverwaltung/Organisation SAPV

Um die Qualitätssicherung und die Weiterentwicklung sicherzustellen, wurde die bestehende Selbstorganisation der Palliativverbünde übernommen.

Selbstorganisation der Palliativverbünde

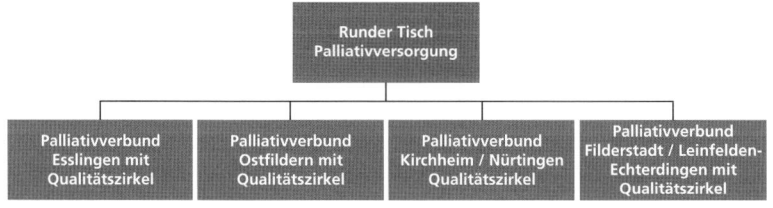

Abb. 5.5: Selbstorganisation Weiterentwicklung/Qualitätssicherung lokal

Koordinationsstelle

Wie war die Koordinationsstelle anfangs besetzt (personell)?

- 50 % Arzt
- zweimal 50 % und einmal 25 % Pflegekoordination

Wie ist die Koordinationsstelle zurzeit besetzt (personell)?

- 50 % Arzt
- zweimal 100 % und zweimal 50 % Pflegekoordination

Welche Aufgaben/Rolle hat die Koordinationsstelle?

- Patientenanmeldung
- Erstgespräch und Beratung
- Koordination = Netzwerk
- Ansprechpartner für *alle* Beteiligten: Patienten und Angehörige, Leistungserbringer und Hausärzte
- Bündelung aller organisatorischer Aufgaben
- Dienstpläne für Nachtdienste Ärzte/Pflegekräfte
- Abrechnung der Einnahmen mit der GKV
- Verteilung der Einnahmen innerhalb des Teams
- Qualitätssicherung u. a. mit HOPE, Evaluation
- Öffentlichkeitsarbeit/Werbung
- Weiterentwicklung des Konzepts
- Archivierung der Patientendokumentation

Welche Aufgaben/Rollen hat die ärztliche SAPV-Leitung?

- Beratender Palliativarzt
- Werbung für Zuweiser (niedergelassene Ärzte, Kliniken etc.)
- Information für Zuweiser und für alle stationären Einrichtungen und ambulanten Dienste
- Information von Patienten und Bevölkerung
- Entwicklung von Therapieleitlinien
- Beratung von Hausärzten
- Beratung von niedergelassenen Palliativmedizinern
- Tägliche Besprechungen/Fallbesprechungen
- Bei Bedarf Hausbesuche, evtl. Aszitespunktion etc.
- Mitarbeit in den verschiedenen Gremien (Kuratorium etc.)
- Öffentlichkeitsarbeit allgemein

Hinweis
Aufgrund der zögerlichen Mitarbeit der pflegerischen Kooperationspartner mussten am Anfang die Pflegekräfte der Koordinationsstelle in erheblichem Umfang pflegerische Tätigkeiten bei den Patienten übernehmen. Darunter litten die eigentlichen Aufgaben bzw. es mussten massiv Überstunden geleistet werden.

Kuratorium

Was ist das Kuratorium?

- Selbstverwaltungsplattform der Kooperationspartner
- Drei Ärztevertreter + drei Pflegevertreter + ein Vertreter der Kreiskliniken Esslingen

- Wahl durch die Kooperationspartner
- Zwei Jahre Amtsdauer
- Weisungsunabhängig, Entlastung durch die Kooperationspartner

Welche Rolle/Aufgaben hat das Kuratorium?

- Grundsätze/Regelungen zur Erlösaufteilung zwischen den Kooperationspartnern
- Vorgaben über die Dokumentations- und Aufzeichnungspflichten der Kooperationspartner
- Allgemeine Vorgaben und Anforderungen für alle Kooperationspartner
- Einrichtung, Besetzung und Arbeit von Arbeitsgruppen, z. B. für die Erstellung von Standards

5.2.4 Ablauf der SAPV im Landkreis Esslingen

Um den Ablauf der SAPV im Landkreis Esslingen möglichst transparent und verständlich darzustellen, wurde der Prozess grafisch aufbereitet. Die nachfolgende, schematische Prozessdarstellung ist wie folgt zu lesen (▶ **Abb. 5.6**). Wer (Ellipse) macht was (abgerundeter Kasten) mit welchem Ergebnis (Sechseck) und welche Input- bzw. Outputs (Rechtecke) werden verwendet bzw. erzeugt/geändert. In den grauen Kästen finden sich ergänzende Bemerkungen. Die logischen Konnektoren bedeuten und (∧), oder (∨) bzw. exklusives oder (xor).

Wie sieht der *Erstkontakt* im Detail aus?

- Hausarzt meldet sich telefonisch bei der Koordinationsstelle
- Schriftliche Überweisung mit Muster 63 per Fax/E-Mail
- Aktueller Arztbrief/Entlassbrief
- Ggf. Information über Bedarf
- Kontaktaufnahme mit Patienten durch Koordinationsstelle

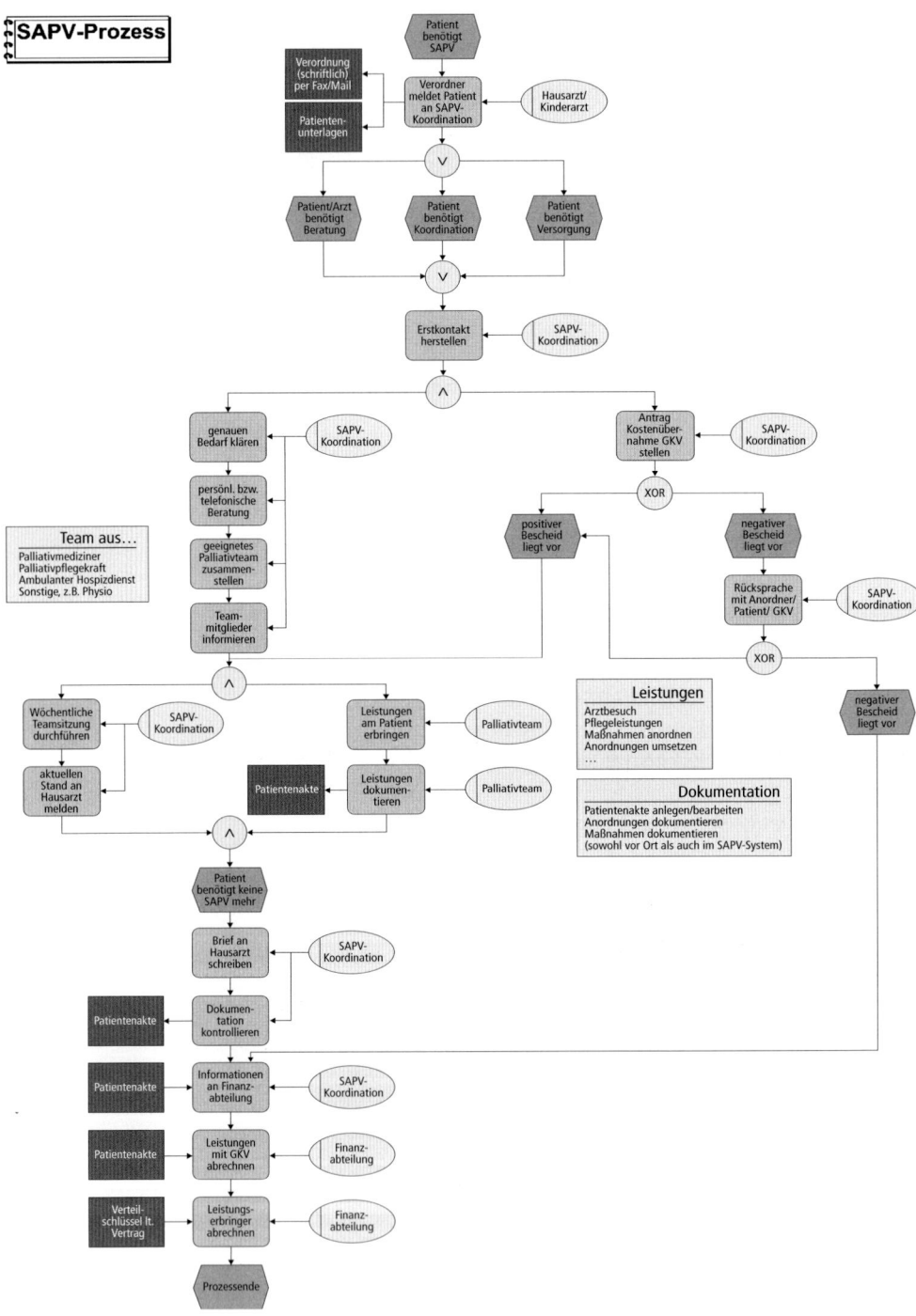

Abb. 5.6: Ablauf der
SAPV in der Gesamt-
übersicht

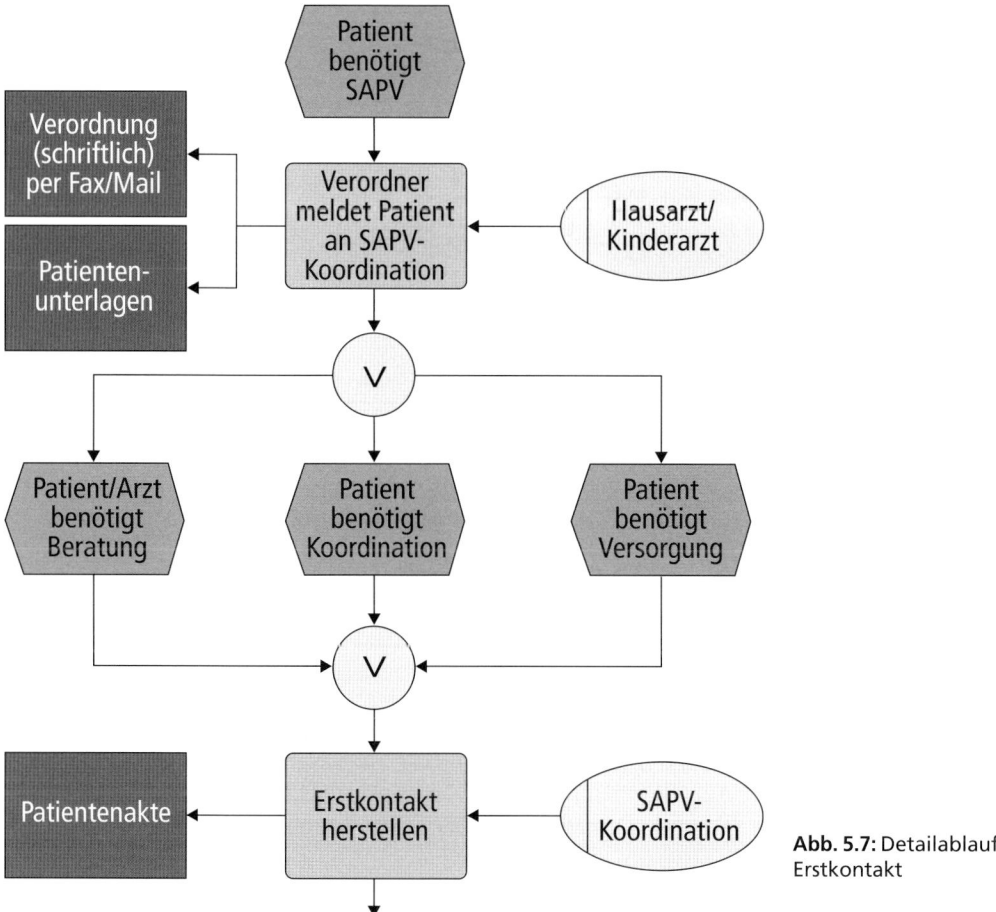

Abb. 5.7: Detailablauf Erstkontakt

Wie sieht die *Klärung des Bedarfs* aus?

- Klärung des genauen Bedarfs vor Ort durch die Koordinationsstelle (ggf. kann der Patient auch in die Koordinationsstelle kommen)
- Mögliche Bedarfe: Beratung, Koordination, Versorgung
- Zusammenstellung eines geeigneten Palliativteams
- Information an alle Beteiligten (inkl. Hausarzt)

103

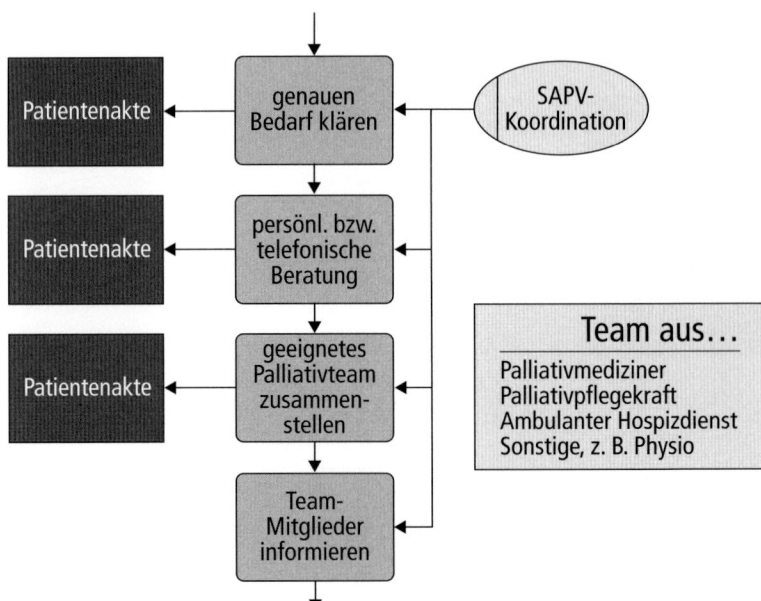

Abb. 5.8: Detailablauf
Bedarfsklärung

Wie sieht die *Teamarbeit* aus?

- Palliativteam tauscht sich wöchentlich aus
- Hausarzt kann an wöchentlicher Teamsitzung teilnehmen
- Aktueller Stand wird an Hausarzt gemeldet (Koordinationsstelle)
- Zentrale Dokumentation bei der Koordinationsstelle

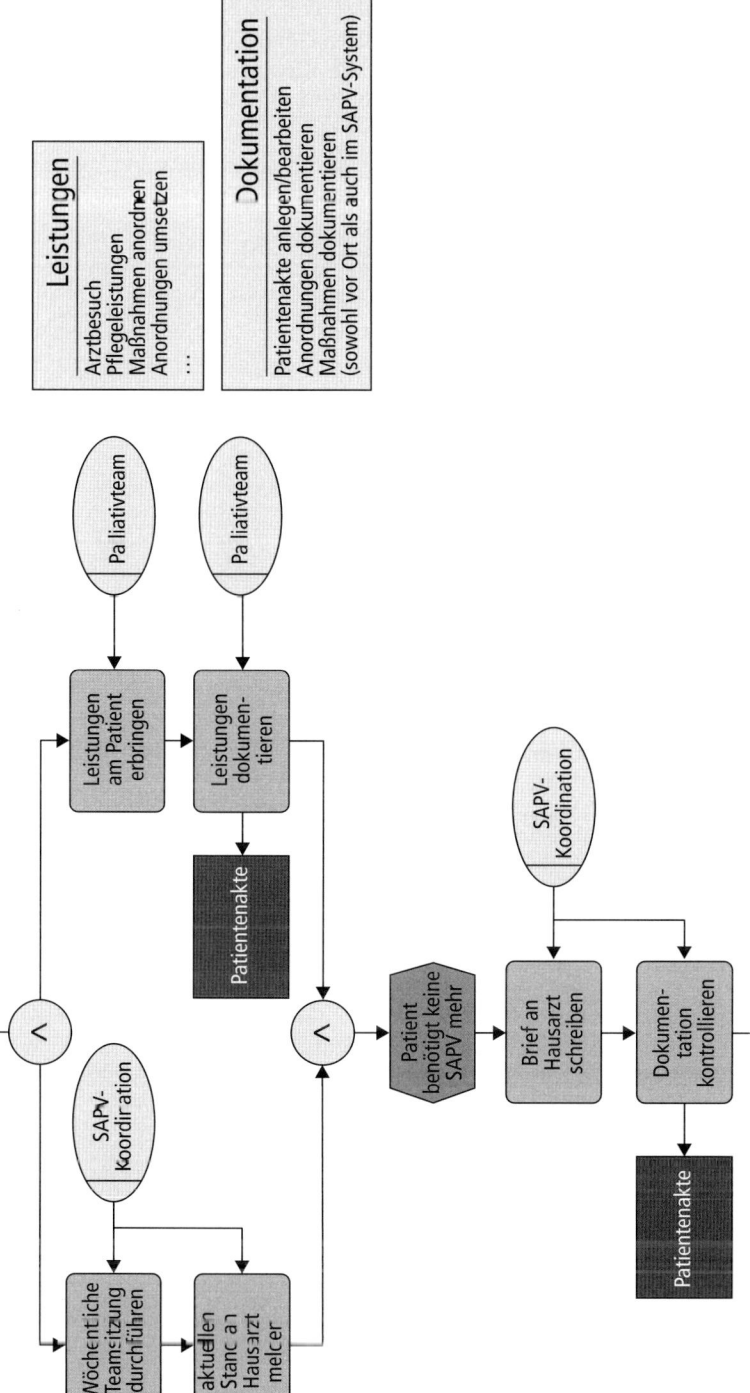

Abb. 5.9: Detailablauf Teamarbeit

105

Wie sieht die *Klärung der Kostenübernahme* aus?

Das Muster 63 wird verordnet durch einen Klinikarzt (7 Tage) bzw. einen Hausarzt (28 Tage). Erfolgt die Zuweisung durch eine Klinik, wird der Hausarzt spätestens am fünften Tag aufgesucht, um die Folgeverordnung mit Stempel, Unterschrift, Betriebsstätten- und IK-Nummer zu versehen. Erfolgt die Zuweisung durch einen Hausarzt, wird zwischen dem 23.–26. Tag dieser aufgesucht/kontaktiert, um die Folgeverordnung zu ordern.

> **Hinweis**
> Ggf. geht die SAPV-Koordinationsstelle in eine Vorausfüllung des Musters 63 (Hausarzt wird vorher telefonisch gefragt). Diese Vorausfüllung ist zeitaufwendig, die Muster sind jedoch dann korrekt ausgestellt und dementsprechend gibt es so gut wie keine Ablehnungen seitens der Krankenkassen.

Die SAPV-Koordinationsstelle achtet auf:

- Unterschrift des Patienten,
- SAPV-Stempel,
- IK-Stempel,
- Datum des Versorgungszeitraums,
- Unterschrift SAPV Koordinatorin,
- Durchschlag Dokumentationsmappe/laufenden Ordner einheften.

Vorgang der Kosten-übernahme

Der eigentliche Vorgang der Kostenübernahme sieht dann wie folgt aus:

- Muster 63 an die zuständige Krankenkasse (spätestens am dritten Tag!) faxen, anschließend Original per Post.
- Nach drei Tagen sollte die Zusage (am besten per Fax) erfolgen. Die Zusage erfolgt ca. nach 1–2 Wochen schriftlich.
- Möglich ist, dass es eine Absage seitens der Krankenkasse gibt. Die Absage kann wie folgt aussehen:
  - Die Vollversorgung kann abgelehnt werden, nur Beratung wird genehmigt.
  - Die Vollversorgung/Beratung wird komplett abgelehnt.
- Im Falle einer Ablehnung können die bis dahin geleisteten Dinge über die entsprechenden Tagespauschalen abgerechnet werden.
- Falls die SAPV-Koordinationsstelle aber die Notwendigkeit einer Versorgung sieht, kann ein Gutachten seitens der SAPV-Koordinationsstelle erstellt werden. Diese wird wieder an die Kasse gefaxt bzw. parallel an den MDK.
- Letztlich entscheidet der MDK. Das dauert ca. 4–6 Wochen. Eine regelmäßige, telefonische Nachfrage bei der Kasse, wann die Genehmigung kommt, ist empfehlenswert.
- Die Rechnung kann erst geschrieben werden, wenn eine Genehmigung durch die Krankenkasse vorliegt.

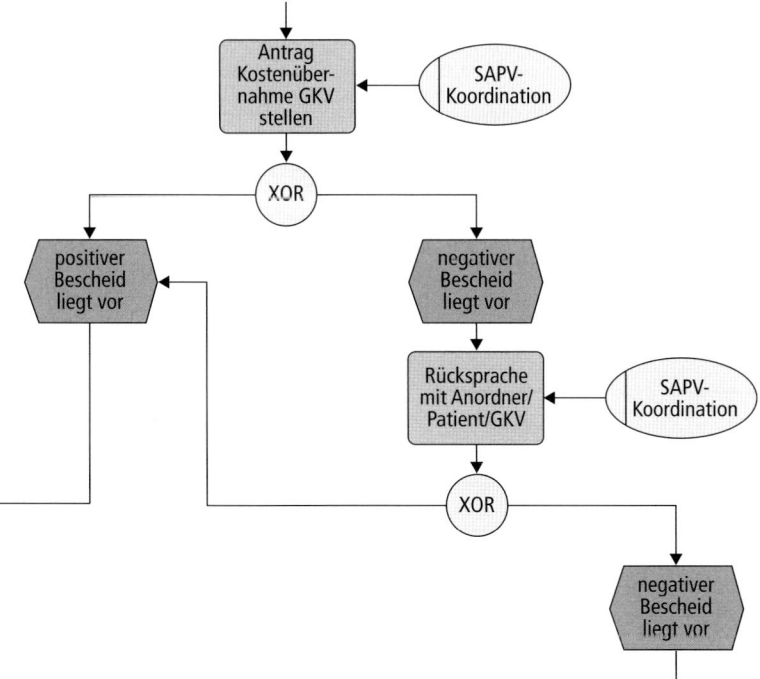

Abb. 5.10: Detailablauf Klärung der Kostenübernahme durch die Krankenkassen

5.2.5 Verteilung der Gelder

Die Verteilung der Einnahmen erfolgt nach dem für Baden-Württemberg abgestimmten Schlüssel (LIGA der freien Wohlfahrtsverbände). Dieser sieht vor, dass aus den Einnahmen der SAPV 21,4 % an die Koordinationsstelle gehen, und der Rest zu 47 % an den ärztlichen und 53 % an den pflegerischen Bereich gehen. Weitere Vorgaben ergeben sich daraus nicht.

Da die von den Kostenträgern bezahlten Pauschalen alles abdecken, z. B. Bereitschaftsdienste, Fahrten, musste eine einvernehmliche Lösung für diese Fälle gefunden werden. Im Landkreis Esslingen haben sich die Kooperationspartner darauf verständigt, dass sie die Risiken auf alle verteilen bzw. von den Chancen gemeinsam profitieren wollen. Daraus ergab sich ein Auszahlungsmodell, in welchem sämtliche Einnahmen eines festgelegten Zeitraums an die Kooperationspartner verteilt werden, d. h. es können am Ende keine zusätzlichen/»restlichen« Gelder beim Träger der Koordinationsstelle übrig bleiben. Dies wird dadurch erreicht, dass die Einnahmen zuerst auf die drei Töpfe Koordinationsstelle, ärztlicher Dienst und pflegerischer Dienst aufgeteilt werden. Danach werden in den beiden letzteren Töpfen die jeweils durch den Bereitschaftsdienst entstandenen Fixkosten abgezogen. Die dann noch verbliebenen Gelder werden anteilig, nach erbrachter Leistung (Stun-

Auszahlungsmodell

107

den) an alle Beteiligten verteilt. Leistungen während der Bereitschaftszeit werden dabei mit einem Zuschlag von 25 % versehen (▶ **Abb. 5.12** und **Abb. 5.13**).

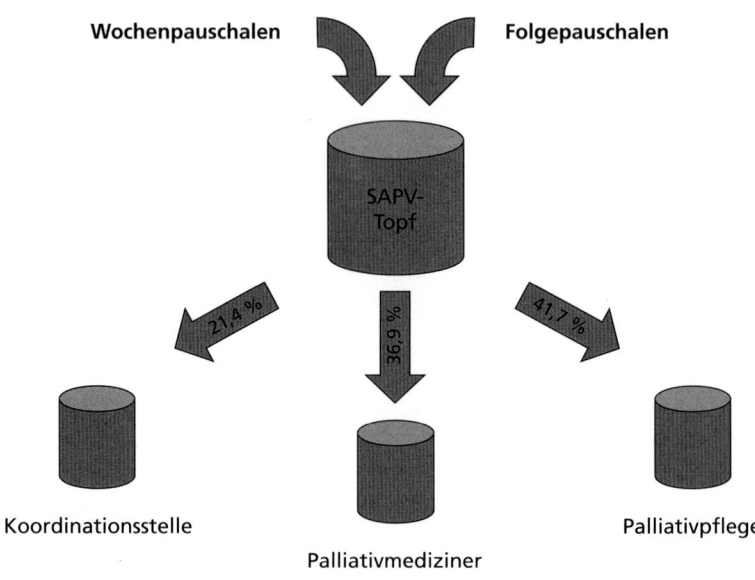

Abb. 5.11: Aufteilung der Einnahmen (Stand 2010)

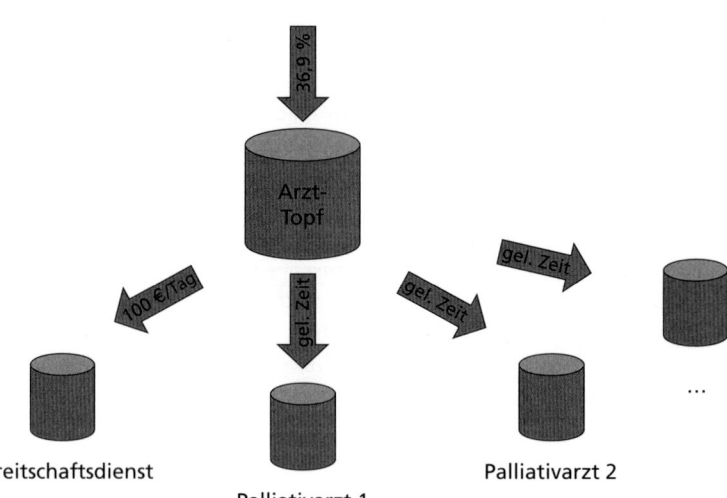

Abb. 5.12: Aufteilung der Gelder aus dem Ärztetopf

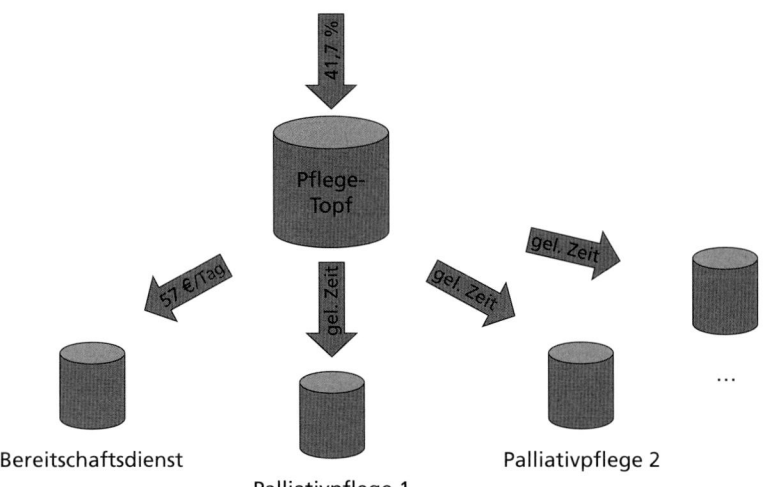

Abb. 5.13: Aufteilung der Gelder aus dem Pflegetopf

Das Auszahlungsmodell bedeutet auch, dass es keine Berechnung/Auszahlung je Patient bzw. Fall gibt. Es werden immer alle Fälle eines Quartals zusammengefasst und ausgezahlt.

In der ► **Abb. 5.14** wird eine entsprechende, beispielhafte Rechnung dargestellt.

Verteilung der SAPV-Gelder (Beispielrechnung)

Einnahmen:

Abrechnungszeitraum (z. B. Quartal):	100.000 €	90 Tage

Schlüssel LIGA:

Koordinationsstelle/Abrechnung	21,40 %	21.400 €
Ärztlicher Dienst	47,00 %	36.942 €
Pflegerischer Dienst	53,00 %	41.658 €

Fixkosten:

Ärztlicher Bereitschaftsdienst	100 € je Tag	9.000 €
Pflegerischer Bereitschaftsdienst	57 € je Tag	5.130 €

Aufteilung der restlichen Gelder:

Ärztetopf:	27.942 €
Ärztliche Leistungen im Abrechnungszeitraum (h)	400,00
Ärztliche Notdienste im Abrechnungszeitraum (h)	34,00
Zuschlag Notdienst (25 %)	8,50
Gesamt (h):	442,50
Auszahlung je geleisteter Stunde (Ärzte)	63,15 €
Pflegetopf:	36.528 €
Pflegerische Leistungen im Abrechnungszeitraum (h)	800,00
Ärztliche Notdienste im Abrechnungszeitraum (h)	68,00
Zuschlag Notdienst (25 %)	17,00
Gesamt (h):	885,00
Auszahlung je geleisteter Stunde (Pflege)	41,27 €

Abb. 5.14: Beispielhafte Abrechnung der Einnahmen

Dieses Auszahlungsmodell führt zwangsläufig zu schwankenden Einnahmen bzw. Stundensätzen sowohl in der Koordinationsstelle, bei den Palliativärzten als auch bei den Palliativpflegekräften. Es wird aber erwartet, dass sich dies nach einer »Einschwingphase« von ca. einem Jahr stabilisiert. Allein schon der gewählte Abrechnungszeitraum von drei Monaten bewirkt einen gewissen Ausgleich zwischen ruhigeren und arbeitsintensiveren Zeiten.

Anpassung des Verteilungsschlüssels durch das Kuratorium

Im Landkreis Esslingen wurde nach den ersten beiden Quartalen (3. und 4. Quartal 2010) der Verteilungsschlüssel durch das Kuratorium angepasst. Hierbei wurde vor allem den Realitäten der täglichen Arbeit Rechnung getragen; es kam zu einer Verschiebung von den Palliativmedizinern hin zur Koordinationsstelle. Das zugrunde liegende Auszahlungsmodell wurde jedoch nicht angepasst.

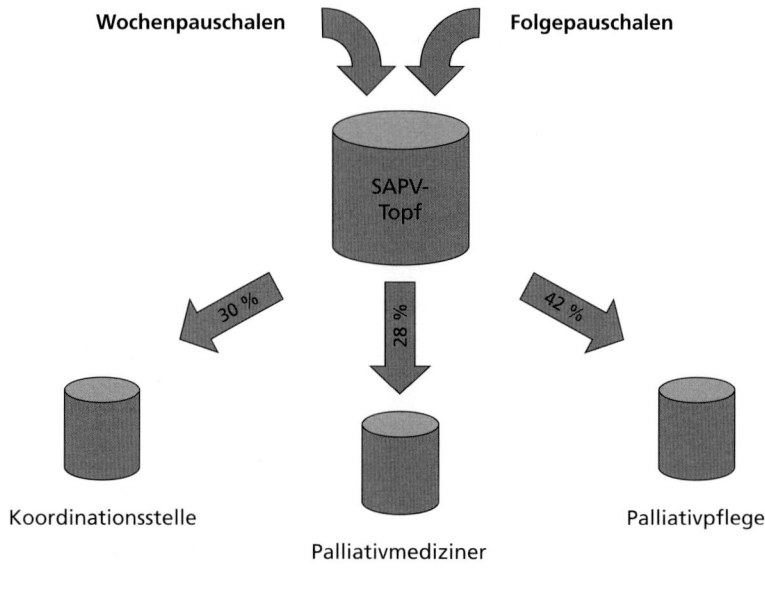

Wochenpauschalen   **Folgepauschalen**

SAPV-Topf

30 %   28 %   42 %

Koordinationsstelle   Palliativpfleger   Palliativpflege

Palliativmediziner

Stand 2011

Abb. 5.15: Aufteilung der Einnahmen (Stand 2011)

5.2.6 IT-Unterstützung

Bereits nach den ersten Monaten hat sich gezeigt, dass die Umsetzung der SAPV ohne eine gut funktionierende IT-Lösung einen hohen Aufwand in der Koordinationsstelle nach sich zieht. Dies betrifft vor allem die Dokumentation der einzelnen Fälle und die Abrechnung mit den Kostenträgern bzw. die Auszahlung der Einnahmen an die jeweiligen Kooperationspartner.

Praxisinformationssystem

Anfang 2011 wurden von der Landesarbeitsgruppe SAPV (kurz: LAG SAPV) mehrere Systeme empfohlen. Dies waren palliDoc, M1 (Bucher) und MedicalOffice. Im Landkreis Esslingen wurde noch zusätzlich die

110

Software Medistar geprüft. Nach einer Prüfung der Systeme wurde das System M1 (Bucher Systemlösungen, Neu-Ulm, http://www.busys.de/) ausgewählt. Nicht zuletzt waren auch die guten Erfahrungen einiger Kooperationspartner mit dem System ausschlaggebend. Als Praxisinformationssystem beinhaltet es umfangreiche Funktionalitäten, welche für eine professionelle Umsetzung der SAPV notwendig sind. Unter anderem zählen dazu die umfangreichen Möglichkeiten zur Vernetzung mit den Kooperationspartnern bis hin zum möglichen Online-Zugriff auf das System (z. B. für den Leistungserbringer in der Bereitschaftszeit). Dies geht soweit, dass bereits die Funktionalität vorhanden ist, das System mittels mobilen Endgeräts (z. B. iPad) zu bedienen. Zusätzlich werden einige speziell für die SAPV gewünschten Zusatzfunktionalitäten im Rahmen der Umsetzung realisiert. Eine aktuelle Liste der empfohlenen Software findet sich unter http://www.ag-sapv.de.

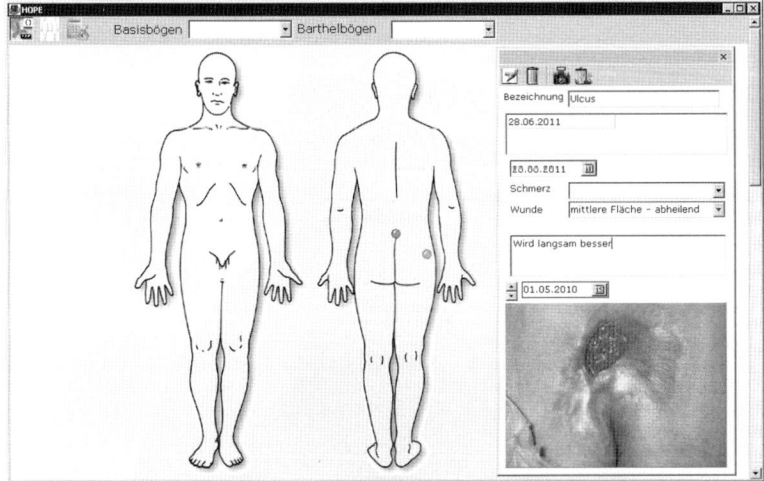

Abb. 5.16: Screenshot Wunddokumentation (M1, Bucher)

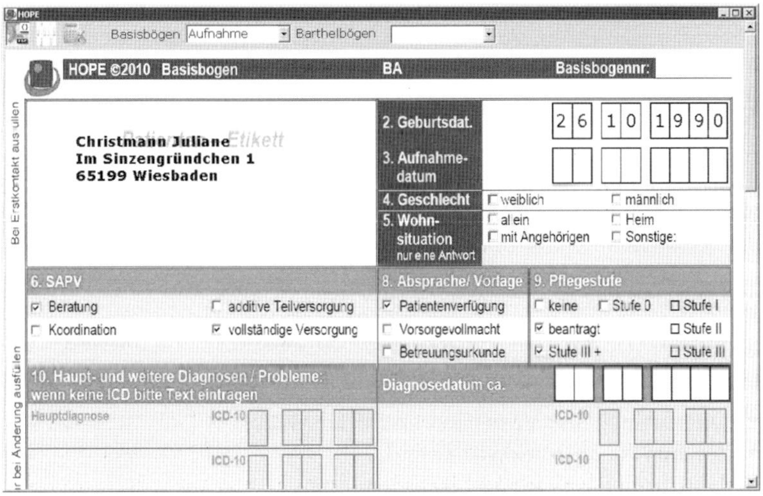

Abb. 5.17: Screenshot Hope Basisbogen (M1, Bucher)

111

5.2.7 Philosophie der SAPV im Landkreis Esslingen

Die SAPV ist ein Angebot, bei dem die Koordination für eine gewisse Zeit der Ansprechpartner für *alle* Beteiligten ist und alle zu erledigenden Organisationsaufgaben an einer Stelle gebündelt werden.

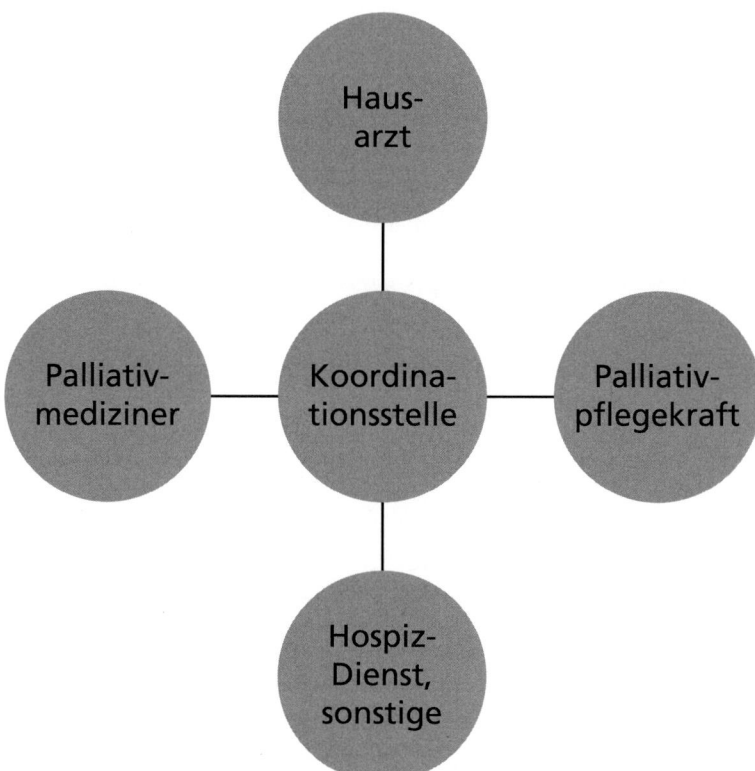

Abb. 5.18:
Philosophie der SAPV

5.3 Erfahrungen und Anregungen

5.3.1 Was bremste die Umsetzung des Esslinger Modells?

Am Anfang gab es:

- größere Startschwierigkeiten,
- viele Partner,
- unterschiedliches Vorwissen und Erfahrung,
- höheren Koordinationsaufwand,
- Selbstfindungsphase und Basisdemokratie.

5.3.2 Was sind die Stärken des Esslinger Modells?

Die Stärken des Esslinger Modells sind:

- flächendeckendes Expertenwissen im ambulanten Bereich,
- insgesamt bessere Vernetzung und Ausstrahlungseffekt auf andere Bereiche,
- Geld bleibt im ambulanten Sektor,
- Klinik übernimmt nur die Koordinationsfunktion und Administration.

5.3.3 Warum setzen sich die Kreiskliniken Esslingen für die SAPV ein?

Aus folgenden Gründen setzen sich die Kreiskliniken Esslingen für die SAPV ein:

Versorgungssicherheit und -qualität für Palliativpatienten

- Auftrag des Landkreises (Sozialausschuss)
- Langfristig bessere Versorgungssicherheit und -qualität für Palliativpatienten
- Ambulant statt stationär auch in der Palliativversorgung
- Langfristig bessere Entwicklung der Gesamtkosten (demografische Entwicklung)

5.3.4 Erfolgsfaktoren der Umsetzung

Bei der Umsetzung der SAPV waren folgende Faktoren entscheidend:

Konsequente Projektplanung und Umsetzung

- Transparenz (insbesondere bei den finanziellen Aspekten)
- Fundierte Basis durch die Vorarbeiten der Esslinger Initiative e.V. und durch den runden Tisch Palliativversorgung im Ehrenamt
- Konsequente Projektplanung und Umsetzung
- Hochmotiviertes Team (Wille zum Erfolg)
- Ideelle und finanzielle Unterstützung des Landkreises

Fazit und Ausblick

Die Einführung der SAPV im Kreis Esslingen ist geprägt durch eine lange, fundierte Vorbereitungsphase. Diese Zeit wurde genutzt für eine umfassende Bewusstseinsbildung durch Veranstaltungen und Öffentlichkeitsarbeit, aber auch zur Gewinnung geeigneter Partner und Mit-

Vernetzung

arbeiter. Die lokal durchgeführten Qualifizierungsmaßnahmen führten als Nebeneffekt zu einer informellen Vernetzung der potenziellen Palliativpflegenden und -ärzte.

Kuratorium SAPV Das zukünftige SAPV-Konzept konnte somit bereits frühzeitig erstellt und diskutiert werden. Als dann die gesetzlichen und finanziellen Voraussetzungen geschaffen waren, erhielten die Kreiskliniken den Auftrag, das Konzept umzusetzen. Durch eine professionelle Projektplanung und -umsetzung wurde die SAPV dann zügig umgesetzt. Obwohl mit dem Kuratorium SAPV jeder Partner in die Entwicklung der SAPV und die anschließende Verteilung der Erlöse einbezogen war, gab es, wie bei jeder Neuerung, auch vereinzelt Widerstände. Alle Neuerungen wecken einerseits Hoffnung und Erwartungen, die z. T. auch unrealistisch sein können. Andererseits werden Ängste und Befürchtungen geweckt, die selbst durch eine noch so gute Information und Transparenz nicht vermieden werden können. Zurzeit zeichnet sich ab, dass nach einer Anschubphase von ca. zwei Jahren die SAPV im Kreis Esslingen selbstständig und ohne weitere Fördermittel existieren kann. Darüber hinaus ergeben sich durch das Gesamtprojekt wertvolle Ausstrahlungseffekte auf die Gesamtversorgung von schwerstkranken und alten Menschen in der Region.

Ausblick: SAPV – Modell für eine »echte« integrierte Versorgung.
Was lernen wir daraus?

Ernst Bühler

Die Spezialisierte Ambulante Palliativversorgung ist die erste und einzige IV-Version mit gesetzlicher Grundlage und definierten Strukturvoraussetzungen. Ziel ist eine bessere Versorgung von Patienten am Lebensende, die man sonst, aufgrund des großen Versorgungsbedarfs, zwangsläufig hätte stationär behandeln und versorgen müssen. Dieses Ziel ist eine große Herausforderung für ein hochqualifiziertes multiprofessionelles Palliativ Care Team, aber auch für die Organisation und Koordination. Im Gegensatz zu früheren IV-Projekten nach § 140 a–e SGB V ist für die Umsetzung der SAPV keine Anschubfinanzierung vorgesehen. Die Organisatoren haben einen relativ großen Gestaltungsspielraum, müssen aber die Investivkosten selbst tragen.

Keine Anschubfinanzierung

Es stellt sich nun die Frage: Wenn diese Patientengruppe optimal versorgt werden kann, ergeben sich daraus Anhaltspunkte für eine Verbesserung der Versorgung anderer Patientengruppen? So wird z. B. seit Jahren bemängelt, dass vor allem ältere Patienten nicht optimal versorgt werden. Die Klagen werden z. T. von Pflegeheimen aber auch von ambulanten Diensten vorgebracht. Als Ursache wird genannt, dass das Gesundheitssystem zu langsam auf geänderte Rahmenbedingungen reagiert. Häufig bestehen Kommunikationsdefizite zwischen den einzelnen Versorgungssektoren und den verschiedenen Berufsgruppen. Anhand eines Fallbeispiels soll das Problem analysiert werden und Ansätze für ein Versorgungsmodell gewonnen werden.

Kommunikationsdefizite zwischen den einzelnen Versorgungssektoren

Frau Gruber (85 Jahre, Name geändert) lebt allein in einem eigenen Haus mit einem großen Garten. Die Tochter wohnt in derselben Straße, der Sohn ca. 30 km entfernt in der Stadt. An einem Freitagabend stürzt Frau G. auf der Kellertreppe. Über die Nachbarn kann sie ihre Tochter benachrichtigen, die sie in das nächstgelegene Krankenhaus bringt. Mit Verdacht auf Schädelprellung und Gehirnerschütterung wird die Patientin zur Beobachtung stationär aufgenommen. Am Wochenende kann dieser Verdacht ausgeschlossen werden. Da keine Knochenbrüche oder inneren Verletzungen vorliegen, wird am Montag die Entlassung für Dienstag angekündigt. Die Angehörigen sind entsetzt, damit hatten sie nicht gerechnet. Da sich die Patientin bisher zuhause alleine versorgte, war der Haushalt für diese Situation nicht vorbereitet. Die Patientin lebt auf zwei Ebenen, der

Sanitärbereich ist im ersten Stock, die Küche im Erdgeschoss. Aufgrund der Prellungen ist die Patientin in ihrer Beweglichkeit stark eingeschränkt. Außerdem hat sie Angst vor weiteren Stürzen und kann sich nur sehr unsicher fortbewegen.

Strukturierte Entlassungsplanung und Beratung

Kann die Klinik die Patientin in diesem Zustand entlassen? Wie kam es zu dieser Entscheidung? Am Montag wurde die Aufnahmeindikation der Patientin überprüft. Dabei zeigte sich, dass die Diagnose keinen längeren Krankenhausaufenthalt rechtfertigte. Der Stationsarzt wurde vom Medizincontrolling auf eine möglichst rasche Entlassung hingewiesen. Diesen Druck gab der Stationsarzt dann an die Angehörigen und den Sozialdienst der Klinik weiter. Eine strukturierte Entlassungsplanung und Beratung fand nicht statt. Die Angehörigen wurden lediglich über die Möglichkeiten der Weiterversorgung informiert. Hilfesuchend wandten sie sich an den Hausarzt. Der lehnte die reine Versorgungsplanung ab, da dies nicht seine Aufgabe sei und er nicht dafür, sondern für medizinische Leistungen bezahlt werde. Der Pflegestützpunkt war einerseits nicht flexibel und andererseits nicht kompetent genug, um die komplexe Versorgung zu gestalten (Medizin, Pflege, Hauswirtschaft etc.). Da geriatrisches Wissen und sinnvolle Handlungsansätze fehlten, wurde von den Angehörigen der Versuch unternommen, Aufgaben und Verantwortung zu delegieren. Als probate Lösung erschien ihnen am besten die Unterbringung in einem Pflegeheim und die Finanzierung über die Pflegekasse. Erst durch die Auskunft der Mitarbeiterin der Pflegekasse, dass vor der Heimunterbringung zur Vermeidung der Pflegebedürftigkeit noch ein Rehabilitationsversuch zur Erhaltung der Selbstständigkeit möglich sei, wurde die Fehlentwicklung gestoppt.

Bis zum Beginn der Rehabilitationsmaßnahme wurde die Patientin vorübergehend nach Hause entlassen. Dort wurde mit »Bordmitteln« eine Wohnraumanpassung vorgenommen. Die Angehörigen mussten in kürzester Zeit nebenberuflich die Versorgung und Pflege der Mutter übernehmen. Nach ca. drei Wochen Rehabilitation in einer geriatrischen Klinik mit Analyse der Sturzursache und Maßnahmen zur Sturzprävention war die Patientin wieder in der Lage, selbstständig in ihrem Haus zu leben. Die Unterbringung in einem Pflegeheim war nicht mehr notwendig.

Was lernen wir daraus? Es fehlt an Struktur. Das Gesundheitssystem ist wie eine Baustelle ohne Bauleitung! Der Patient (vgl. Bauherr) muss sich um alles selbst kümmern. Die Versorgungsleistungen der Leistungserbringer (vgl. Handwerker) sind dadurch teils unter- teils überdimensioniert, oft zu teuer und nicht Ziel führend. Dadurch sind Konflikte und Beschwerden vorprogrammiert.

Hausarzt als Koordinator versagt

Bei der Analyse von Schadensfällen zeigt sich immer wieder, dass der Hausarzt als Koordinator versagt hat. Oft hat der Patient auch keinen

Hausarzt, wendet sich direkt an die einzelnen Fachärzte und niemand übernimmt die notwendige Überprüfung und Koordination der Einzelleistungen. Ohne Koordination werden oft nur Zielaufträge ausgeführt, der Gesamtüberblick geht verloren. Es kommt zu Mehrfachuntersuchungen teils ohne Therapierelevanz, oder wichtige Entscheidungen werden nicht oder erst mit Verzögerung getroffen. Für den Patienten ist es besonders dann prekär, wenn komplexe Koordinationsleistungen erforderlich sind, welche unterschiedliche Bereiche betreffen, wie es oft bei älteren Menschen erforderlich ist.

Sehen wir uns die heutige Gesellschaft an, dann stellen wir fest, dass sich der Versorgungsbedarf der Menschen ändert. Es gibt immer mehr betagte und hochbetagte Menschen, Menschen mit chronischen Krankheiten und Multimorbidität. Außerdem sind Unterstützungsleistungen durch Angehörige, wie früher, nicht mehr selbstverständlich. Auf diese Bedarfsänderung muss der Markt reagieren, nicht nur im Hinblick auf den einzelnen Patienten, sondern auch im Hinblick auf die Versichertengemeinschaft. Defizite in der Versorgungssicherheit kommen die Krankenkassen oft teuer zu stehen.

Was muss berücksichtigt werden?

Mit steigender Zahl älterer Menschen steigt der Pflege- und Versorgungsbedarf. Krankheitsverläufe stehen im Fordergrund, die Krankenhausbehandlung ist nur ein Teilabschnitt in der Patientenkarriere. Der Versorgungsbedarf endet nicht mit dem Krankenhausaufenthalt. Es müssen Maßnahmen getroffen werden zur langfristigen Krankheitsbewältigung. Darunter fallen:

1. Krankheitsbezogene Aufgaben, wie Blutzucker- oder Blutdruckmessung und Therapiesteuerung oder regelmäßiger Verbandwechsel.
2. Alltagsbezogene Bewältigungsaufgaben, wie das morgendliche Aufstehen, Waschen, Kochen, Einkaufen etc.
3. Biografiebezogene Bewältigungsaufgaben (z. B. allein lebend, keine Kinder) oder ergänzende Steuerungsaufgaben.

Wer wird in Zukunft diese Aufgaben übernehmen, wenn Angehörige dies nicht wollen oder können? Können diese Aufgaben von einer Person (z. B. dem Hausarzt) oder einer Berufsgruppe (z. B. Sozialarbeiter) alleine gelöst werden? Wäre ein Team, vergleichbar dem Palliativ Care Team, die richtige Lösung?

Vor der Einführung der DRGs waren häufig Patienten zur Klärung der Versorgungssituation ins Krankenhaus eingewiesen worden. Dies wurde von den Krankenkassen als Fehlbelegung bezeichnet, da keine oder nur eine vorgeschobene medizinische Aufnahmeindikation bestand, hatte aber wenigstens den Effekt, dass komplexe Versorgungsprobleme

Komplexe Versorgungsprobleme

117

gelöst werden konnten. Nach Einführung der DRGs hat sich die Situation umgekehrt. Jetzt werden Patienten frühzeitig aus dem Krankenhaus entlassen, z. T. ohne dass die Weiterversorgung geklärt ist.

Case Manager mit Pflegewissen

Wäre die Verlängerung des Krankenhausaufenthalts für bestimmte Patienten (z. B. ein Seniorenbonus) eine Lösung? Das kann bezweifelt werden. Prinzipiell bedroht jeder Krankenhausaufenthalt abhängig von der Verweildauer die Selbstständigkeit des Patienten (Regression), steigert das Infektionsrisiko (nosokomiale Keime) und vermindert das Wohlbefinden bzw. reduziert die Lebensqualität. Somit steht die gesundheitspolitisch beabsichtigte weitere Verkürzung der Krankenhausverweildauer nicht grundsätzlich den Patienteninteressen entgegen. Eine Verlängerung ist aber dann sinnvoll, wenn z. B. durch eine geriatrische frührehabilitative Komplexbehandlung der Patient frühestmöglich wieder auf seine Aufgaben zuhause vorbereitet wird. Während des Krankenhausaufenthalts werden die Weichen gestellt für den weiteren Krankheitsverlauf. Bereits in der Akutphase müssen somit die Grundlagen für eine sinnvolle Krankheitsbewältigung gelegt werden. So haben z. B. ca. 60 % der Schlaganfallpatienten in der Akutphase eine Depression. Wird diese verkannt, wird der Patient u. U. als nicht rehabilitationsfähig eingestuft und in einem Pflegeheim untergebracht, obwohl das Rehabilitationspotenzial bestanden hätte und damit die Chance für ein selbstständiges und selbstbestimmtes Leben. Hier sind Case Manager mit Pflegewissen und Erfahrung gefragt. Im Zusammenarbeit mit dem Patienten und den Angehörigen wird neben dem geriatrischen Status Folgendes geklärt: Was trauen sich der Patient und die Angehörigen zu? Wo besteht Informations- oder Schulungsbedarf für Patient und/oder Angehörige? Was ist im häuslichen Umfeld evtl. mit Unterstützung von ambulanten Diensten machbar? Ist es auch finanzierbar?

Aufgabe eines Teams

Häufig ist dieser Prozess – Erkennung des Versorgungsbedarfs und forcierte Förderung der Entlassfähigkeit – im Krankenhaus Aufgabe eines Teams. Bei einem akuten Ereignis mit stationärem Aufenthalt ist dieses Vorgehen meist etabliert (entsprechend dem Expertenstandard in der Pflege). Was geschieht aber bei einer schleichenden Krankheitsverschlechterung und steigender Komplexität der zu bewältigenden Aufgaben? Wer übernimmt dann diese Aufgaben? Der Hausarzt? Der ambulante Dienst? Ein Pflegestützpunkt? Kernpunkte des Problems sind

1. Schnittstellen und Lücken in der Versorgung besonders versorgungsintensiver Patienten. Patienten mit komplexem Versorgungsbedarf, bei denen sehr zeitnah die Versorgung angepasst werden muss,
2. Informationsbrüche und Kommunikationsprobleme zwischen den Versorgungssektoren,
3. fehlende Verbindlichkeit bei der Kooperation zwischen verschiedenen Disziplinen und Berufsgruppen. Jeder sieht sich nur für seinen Bereich verantwortlich (organisatorische Verantwortungslosigkeit),

4. unwirtschaftliche tradierte Versorgungsprozesse. Es wird eben gemacht wie immer ohne Rücksicht auf den wirklichen Bedarf und die Wünsche des Patienten,

5. eine aufgeblähte Bürokratie, die rasche unbürokratische Lösungen erschwert (z. B. Hilfsmittelversorgung bei neu aufgetretener Pflegebedürftigkeit ohne Pflege-Einstufung).

Wie lassen sich die Erfahrungen aus der SAPV auf die Versorgung alter Menschen (stellvertretend für alle multimorbiden und hilfebedürftigen Menschen) übertragen? Prinzipiell sind die Probleme bei der Versorgung schwerstkranker und sterbender Menschen vergleichbar mit denen kranker alter Menschen. Es geht immer um die rasche, bedarfsgerechte, ganzheitliche Versorgung und Versorgungssicherheit. Diese müssen alle Versorgungsbereiche integrieren: Pflege, Hauswirtschaft, aber auch fast alle medizinischen Fachbereiche. Eine einzelne Person wäre mit dieser Aufgabe überfordert. Nur ein multiprofessionell aufgestelltes Team kann diese Aufgaben kompetent erfüllen.

Multiprofessionell aufgestelltes Team

Projektplanung

Für ein Projekt sollte (vgl. SAPV) eine Patientengruppe mit besonderem Bedarf definiert werden. Dadurch kann die Komplexität der Aufgabe reduziert werden. Aus mehreren Gründen würde es sich anbieten, zunächst mit einem IV-Projekt zur Verbesserung der medizinischen Versorgung im Pflegeheim zu beginnen. Einerseits gibt es bereits ein relativ hohes Organisationsniveau, andererseits gibt es Versorgungsprobleme, die genau beschrieben werden können. Nach einer eigenen Untersuchung (Befragung von je zehn Pflegeheimen und ambulanten Diensten) bestehen u. a. folgende Probleme:

Medizinische Versorgung im Pflegeheim

- Zu viele verschiedene Hausärzte im Pflegeheim, wenn jeder neue Heimbewohner seinen Hausarzt mitbringt (freie Arztwahl).
- Die Kommunikation der Ärzte mit dem Pflegepersonal, aber auch der Ärzte untereinander, ist schlecht.
- Ärzte kommen unangemeldet, erwarten aber trotzdem einen kompetenten Ansprechpartner aus der Pflege, der für sie Zeit hat.
- Schlechte Visitenvorbereitung durch das Pflegepersonal.
- Mangelhaftes geriatrische Wissen und Können der Hausärzte (Wundmanagement, Palliativmedizin etc.).
- Fehlende fachärztliche Versorgung (Neurologe, Psychiater, Urologe, Zahnarzt, Augenarzt etc.). Die Ärzte lehnen z. T. den Besuch im Pflegeheim ab (keine Hausbesuche), der Heimbewohner kann aber

nur unter erschwerten Bedingungen in die Arztpraxis oder die Ambulanz gebracht werden.

- Polypragmasie bei der Medikamentenverordnung.
- Sehr restriktives Verordnungsverhalten der Hausärzte sowohl bei Medikamenten, Hilfs- und Heilmitteln aus Angst vor einem Regress.

Die Folgen dieser Missstände sind:

- Ärger und Frustration unter den Akteuren,
- unnötige Belastung der Heimbewohner durch Notfalltransporte in die Akutklinik oder zum Facharzt,
- unnötige Transport- und Behandlungskosten,
- Versorgungsmängel und fehlende Versorgungssicherheit für die Heimbewohner.

Durch die Behebung dieses Misstandes würden alle Beteiligten profitieren. Dadurch ergibt sich zunächst eine günstige Ausgangsbedingung für ein IV-Projekt. Konzeptionell könnte man sich an der SAPV orientieren. Denkbar wäre z. B. das im Kreis Esslingen realisierte Konzept. Dort übernimmt eine Klinik die Aufgaben einer Managementgesellschaft (Koordination, Abrechnung und Verteilung der Einnahmen). Durch das Prinzip der Selbstverwaltung erhalten sich die Akteure aber ihre Selbstständigkeit.

Welches Interesse sollte eine Klinik haben, sich auf diesem Gebiet zu engagieren? Durch die Auswirkungen der DRGs haben die Kliniken ein großes Interesse an einer qualifizierten und sicheren Nachsorge. Anfangs beschränkten sich IV-Modelle auf einzelne Indikationen (z. B. Patienten mit Hüft- oder Knie-Prothesen) und auf die direkte Nachsorge z. B. in einer Rehaklinik. Hier waren private Klinikträger die Vorreiter. Die Vorteile solcher, von Kliniken ausgehenden Initiativen, sind: hohe Professionalität des Projekt- und Vertragsmanagements sowie die Bereitschaft in neue Strukturen zu investieren und ein gewisses Risiko zu tragen.

Im laufenden Geschäft übernahmen dann auch die Kliniken die Aufgaben der Koordination sowie die Abrechnung mit den Krankenkassen und die Verteilung der Einnahmen an die einzelnen Partner.

Bezogen auf die geriatrische Versorgung wäre auch denkbar, dass der Träger eines Pflegeheims die Rolle der Managementgesellschaft übernimmt. Alternativ kann selbstverständlich auch ein unabhängiger Dienstleister diese Aufgabe übernehmen. Für die Versorgung alter Menschen ist wichtig, dass sich die Zusammenarbeit der Netzwerkpartner nicht nur auf medizinische Inhalte beschränkt.

Sektorenübergreifende patientenorientierte Kooperation

Eine sektorenübergreifende patientenorientierte Kooperation sollte überdies die ambulante und stationäre Pflege, den Home Care Bereich, die hauswirtschaftliche und psychosoziale Versorgung umfassen. Diese ganzheitliche Versorgung lässt sich nur im multiprofessionellen Team bewältigen. Dies hat sich bereits bei der SAPV gezeigt und daran kranken viele Modelle, die sich lediglich auf die Information der Verbraucher und Vermittlung von Dienstleistungen beschränken (z. B. Pflegestützpunkte).

Die Arbeitsweise solcher Teams kann nur partizipativ sein. Die hierarchischen Strukturen, wie wir sie häufig noch in Kliniken und Praxen vorfinden, müssen unter den neuen Bedingungen aufgegeben werden – was vielen Ärzten nicht leicht fällt. In einem geriatrischen Team müssen die Mitglieder sich auf Augenhöhe begegnen und respektieren. Dies beinhaltet auch, dass die Pflegeberufe heilberufliche Aufgaben eigenverantwortlich übernehmen, was in Modellvorhaben bereits jetzt schon möglich ist. Notwendig ist allerdings die Klärung von berufs- und haftungsrechtlichen Fragen.

Sich auf Augenhöhe begegnen und respektieren

Kosten-Nutzen-Bewertung

Es erscheint pietätlos, bei der Versorgung von Schwerstkranken und Sterbenden nach den Kosten zu fragen. Sollte nicht wirklich alles getan werden, um diesen Menschen die letzte Phase des Lebens so angenehm wie möglich zu gestalten? Kann man da noch nach den Kosten fragen? Und doch wollen die Auftraggeber wissen, wie teuer diese Wirkung erkauft wurde. Können die aufgewendeten finanziellen und personellen Mittel vielleicht noch effektiver und effizienter eingesetzt werden? Nicht nur die Geldgeber für die Anschubfinanzierung, auch die Leistungsträger stellen die Frage, ob der Aufwand für diese Arbeit möglicherweise verringert oder bei gleichen Kosten das Ergebnis verbessert werden kann. Ein Ansatz zur Beantwortung dieser Frage ist die Kosten-Nutzen-Bewertung. Sie ist ein Instrument aus der Betriebswirtschaft und stellt die aufgewendeten Kosten ins Verhältnis zum Ertrag der Maßnahme. In der Industrie ist das meist relativ einfach möglich und sinnvoll. Der Unternehmer möchte wissen, ob sich die Investition auch amortisiert. Für die Palliativversorgung ist dies nicht so einfach. Hier ergibt sich eine Reihe methodischer, aber auch ethischer Probleme.

Ermittlung der Kosten

Oft lassen sich die entstehenden Kosten nicht exakt ermitteln. Viele Interventionen können zeitlich und finanziell nicht eindeutig bestimmt werden, da die Personalstellen nicht dem wirklichen Aufwand entsprechen, wenn beispielsweise Ehrenamtliche und Kooperationspartner einbezogen wurden. So galt im Palliativprojekt Esslingen von Anfang an

121

die Devise »Jeder trägt die entstehenden Kosten selbst«. Nur so konnten die Investitionen zur Qualifizierung von Mitarbeitern und die Strukturverbesserungen ohne einen Investor aufgebracht werden. Bei anderen Palliativprojekten war dies anders, Praxisinhaber und Träger ambulanter Dienste haben die Investitionskosten zum potenziellen Nutzen ins Verhältnis gesetzt. Dadurch wurde die anfängliche Euphorie mit Zunahme der »Durststrecke« gedämpft. Der eine oder andere Partner gab schließlich frustriert auf.

Ermittlung des Nutzens

Aber wie steht es mit der Ermittlung des Nutzens? Wenn die Kosten bekannt sind, sollen die erzielten (möglichst) positiven Effekte, also der »Nutzen« der Maßnahme gegenüber gestellt werden.

Doch woraus besteht der Nutzen einer verbesserten Palliativversorgung? Eine Verbesserung der Überlebensrate ist schon definitionsgemäß nicht Ziel der Palliativversorgung. Die Verbesserung der Lebensqualität lässt sich aber nach dem Tod der Patienten nicht oder nur noch indirekt über Angaben der Angehörigen ermitteln.

Für die Beurteilung der SAPV wurde als Qualitätsindikator die Einweisungsrate in das Krankenhaus zur stationären Versorgung und Behandlung ausgewählt. Dieser Faktor gibt zwar nur indirekt Auskunft über die Qualität der SAPV, vermiedene Kosten lassen sich aber einigermaßen abschätzen.

Wenn aber auch Struktureffekte (z. B. Aufbau eines Netzwerks mit Auswirkungen auf andere Bereiche) in den Blick kommen, wird es sehr schwierig. Dann stellt sich auch die Frage nach der Nachhaltigkeit. Wie weit in die Zukunft und welche Bereiche sollen betrachtet werden?

Kosten und Nutzen im Verhältnis: Bewertungsproblem

Wie sich zeigt, lassen sich oft weder die Kosten, noch der Nutzen hinreichend genau ermitteln. Anders als in der Industrie lässt sich eben nicht ermitteln, welchen Ertrag jeder eingesetzte Euro erbringt. Sollte man deshalb auf solche Projekte verzichten?

Auf keinen Fall! Derzeit bestehen grundlegende Probleme an der Schnittstelle zwischen dem ambulanten und dem stationären Sektor, insgesamt werden aber in zunehmendem Maß ehemals stationär erbrachte Leistungen zunehmend in die ambulante Versorgung verlagert. Wenn dieser Trend sich fortsetzt, was nicht bezweifelt wird, können durch fehlende Koordination sich ergebende Mängel in der Versorgungskontinuität und Versorgungssicherheit nicht ignoriert werden. Daraus entstehende Risiken für die Patienten und Leistungserbringer z. B. Krankenhausaufenthalte durch Komplikationen oder durch unerwünschte Arzneimittelwirkungen führen zu direkten und indirekten Qualitätskosten, die nicht vernachlässigt werden dürfen. Siehe dazu auch die Stellungnahmen im Sondergutachten 2012 des SRG (http:// www.svr-gesundheit.de).

Wie das eingangs geschilderte Fallbeispiel eindrücklich zeigt, gibt es gravierende Defizite im Gesundheitssystem und in der Altenhilfe. Oft werden Aufwand und Kosten in andere Versorgungssektoren und auf andere Kostenträger abgeschoben. Die demografische und volkswirtschaftliche Entwicklung in Deutschland führt zu einem steigenden Versorgungsbedarf bei fehlenden Ressourcen. Wenn das Gesundheitssystem und die Altenhilfe auf diese Entwicklung vorbereitet werden soll, müssen wir diesen Strukturmangel rasch beheben. Die SAPV zeigt, dass selbst eine hochkomplexe und aufwändige Patientengruppe im Rahmen geeigneter Strukturen optimal ambulant versorgt werden kann. Es ist höchste Zeit, dass wir aus den Erfahrungen lernen und das Konzept auch auf andere Versorgungsgruppen anwenden.

Linksammlung

(alle überprüft am 21.6.2012)

http://www.ag-sapv.de
Die Arbeitsgemeinschaft Spezialisierte ambulante Palliativversorgung ist der Zusammenschluss engagierter Vertreter von drei Trägern: Deutscher Hospiz- und PalliativVerband (DHPV), Deutsche Gesellschaft für Palliativmedizin (DGP) und Interessengemeinschaft SAPV (IG SAPV). Hier erhalten Sie alle Informationen zur Umsetzung der SAPV in Deutschland.

http://www.betanet.de
22.000 Adressen, hauptsächlich von Selbsthilfegruppen und Beratungsstellen im Gesundheits- und Sozialwesen. Informationen zu sozialrechtlichen Aspekten.

http://www.beta-institut.de
Beschreibungen zu CM-Projekten und Netzwerken mit Schwerpunkt in Augsburg.

http://www.bundesverband-kinderhospiz.de
Dachverband für ambulante Kinderhospizdienste und stationäre Kinderhospize.

http://www.charta-zur-betreuung-sterbender.de

http://www.dgpalliativmedizin.de
Die Deutsche Gesellschaft für Palliativmedizin (DGP) kooperiert mit allen in der Palliativarbeit engagierten Berufsgruppen. Hier erhalten Sie alle relevanten Informationen zur ambulanten und stationären Palliativversorgung.

http://www.dhpv.de
Deutscher Hospiz und Palliativverband. Besonders der Serviceteil ist zu empfehlen.

http://www.dgschmerztherapie.de
Deutsche Gesellschaft für Schmerztherapie e. V. Informationen rund um den Schmerz.

http://www.dgss.org
Deutsche Schmerzgesellschaft e. V. Informationen rund um den Schmerz

http://www.krebshilfe.de
Deutsche Krebshilfe e. V. fördert Projekt zur Verbesserung der onkologischen Versorgung.

http://www.kondratieff.net
Informationen über periodische Wirtschaftsschwankungen und ihre Auswirkungen auf die Gesellschaft. Hinweise auf den gegenwärtigen »5. Kondratieff«.

http://www.palliativecarenrw.de
Das Informationssystem palliativecare.nrw ist ein optimiertes webbasiertes Dokumentationssystem für die ambulante Palliativversorgung in der Entwicklungsphase.

http://www.palliativ-esslingen.de
Informationsplattform des Palliativverbundes Esslingen.

http://www.philso.uni-augsburg.de/de/lehrstuehle/soziologie/sozio3/interne_medien/schneider/SAPV_Endbericht_FINAL.pdf
Studie zur Evaluation der SAPV in Bayern.

http://www.schmerzliga.de
Informationen rund um den Schmerz und Selbsthilfegruppen zum Thema.

http://www.svr-gesundheit.de
Internetseite des Sachverständigenrates zur Begutachtung der Entwicklung im Gesundheitswesen mit den aktuellen Gutachten.

http://www.wegweiser-hospiz-und-palliativmedizin.de
Suchmaschine für die Hospiz- und Palliativversorgung in Deutschland.

Autorenverzeichnis

Florian Bochtler, Dipl.-Mathematiker, Master of Arts (M.A.), Unternehmensberater, Arbeitsschwerpunkte: Prozessmanagement und Projektmanagement; Leiter der Stabsstelle Projektmanagement in den Kreiskliniken Esslingen. Kontakt: florian.bochtler@gmx.de

Ernst Bühler, MHM, Dr. med., Internist, Arzt für klinische Geriatrie, Leiter Stabstelle Ärztliches Qualitätsmanagement an den Kreiskliniken Esslingen gGmbH, Vorstandsvorsitzender der Esslinger Initiative e. V., bis 2010 Leiter des »Runden Tisches Versorgungsmanagement« für den Landkreis Esslingen und bis 2008 Leiter des Geriatrischen Schwerpunktes Esslingen. Kontakt: e.buehler@kk-es.de

Martin Ehmer, Dr. med., Facharzt für Anästhesie, spezielle Schmerztherapie, Palliativmedizin, ärztliches Qualitätsmanagement, Weiterbildungsermächtigung Spezielle Schmerztherapie, European Diploma in Anaesthesiology and Intensiv Care der European Academy of Anaesthesiology, Geschäftsführer und ärztlicher Leiter Palliativnetz Freiburg gem. GmbH.

Stefan Joneleit, Dr. rer. nat., Gesundheitsbetriebswirt (FH).

Antje Kössl, Dipl.-Pflegewirtin, Stud. MScN Palliative Care, Universität Freiburg, Arbeitsschwerpunkte: Geschäftsführerin Palliativnetz Freiburg gem. GmbH, Geschäftsführerin Sozialstation Dreisam gem. GmbH, stellv. Vorstandsvorsitzende LAG SAPV Baden-Württemberg, Vorstandsmitglied Bad. Schwesternschaften des DRK, Karlsruhe, Mitglied der »Arbeitsgruppe Verhandlung Rahmenvertrag SAPV BaWü«.

Irene Wandel, Dipl.-Betriebswirtin (FH), Krankenschwester, Arbeitsschwerpunkt: flächendeckende Umsetzung der Spezialisierten Ambulanten Palliativversorgung in Baden-Württemberg, Beratung, Vertragsverhandlungen und Qualitätssicherung für die gesetzliche Krankenversicherung.

Stichwortverzeichnis

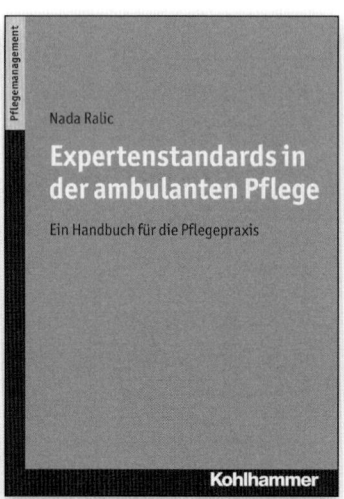

Nada Ralic

Expertenstandards in der ambulanten Pflege

Ein Handbuch für die Pflegepraxis

2013. 370 Seiten, 45 Abb., 50 Tab.
Kart. € 39,90
ISBN 978-3-17-021168-1

Der Gesetzgeber hat durch den Erlass der Gesetzbücher V und XI pflegerische, medizinische und rehabilitative Einrichtungen dazu verpflichtet, ihre Leistungen „entsprechend dem allgemein anerkannten Stand medizinisch-pflegerischer Erkenntnisse" zu erbringen. Seit 01.07.2008 sind alle SGB-XI-Einrichtungen gemäß § 113a zur Umsetzung der Expertenstandards verpflichtet. Die Qualitätskriterien der Expertenstandards machen die Hälfte der vom Medizinischen Dienst zu prüfenden Kriterien aus, davon fließen 16 Kriterien in die TÜV-Note ein. Diese Qualitätskriterien werden hier im Buch für jeden Expertenstandard ausführlich dar- und vorgestellt; worauf ist z. B. bei der Einschätzung des Dekubitusrisikos zu achten oder wie können „Stolperfallen" in der eigenen Wohnung erkannt und vermieden werden. Das Buch geht auch auf die Besonderheiten zur Umsetzung der Expertenstandards ein und gibt einen Überblick über Zusammenhänge und Wechselwirkungen der Expertenstandards untereinander.

Dr. med. Nada Ralic, Allgemeinärztin, ex. Krankenschwester, Master of Public Health, Assessorin für European Foundation for Quality Management (EFQM), arbeitet als Qualitätsmanagementbeauftragte bei der Diakonie in Düsseldorf, Gemeindedienst der evangelischen Kirchengemeinde e.V.

W. Kohlhammer GmbH · 70549 Stuttgart
Tel. 0711/7863 - 7280 · Fax 0711/7863 - 8430 · vertrieb@kohlhammer.de

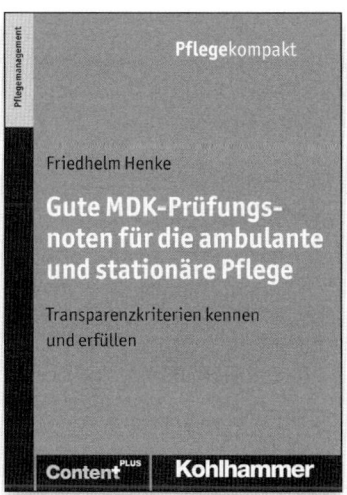

Friedhelm Henke

Gute MDK-Prüfungsnoten für die ambulante und stationäre Pflege

Transparenzkriterien kennen und erfüllen

2012. 112 Seiten. Kart. € 15,90
ISBN 978-3-17-022175-8

Pflegekompakt

Ambulante und stationäre Pflegeeinrichtungen sind durch § 115, Abs. 1a SGB XI verpflichtet, erbrachte Leistungen zu veröffentlichen. Prüfungsnoten sollen Angehörigen bei der Auswahl von Pflegeheimen und ambulanten Pflegediensten helfen. Das Buch erläutert die komplexen Transparenzberichte, um gute von schlechten Einrichtungen unterscheiden zu können. Als kompakter Leitfaden dient es somit Verbrauchern und Pflegeeinrichtungen gleichermaßen. Letztere sollen dadurch kontinuierliche Verbesserungsmöglichkeiten des Pflegeprozesses aufdecken können.

Content+^{PLUS} beinhaltet die Bewertungskriterien.

Friedhelm Henke ist Gesundheits- und Krankenpfleger, Lehrer für Pflegeberufe, Fachautor und als Dozent in der Fort-, Aus- und Weiterbildung tätig.

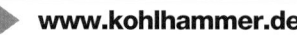

www.kohlhammer.de

W. Kohlhammer GmbH · 70549 Stuttgart
Tel. 0711/7863 - 7280 · Fax 0711/7863 - 8430 · vertrieb@kohlhammer.de

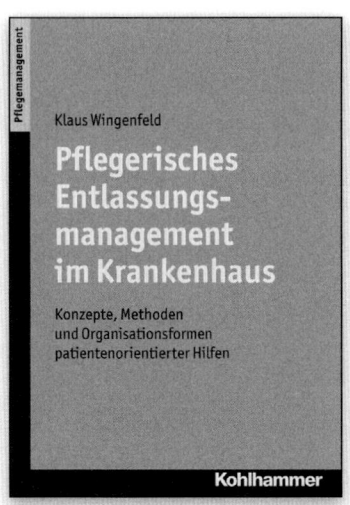